AF401037

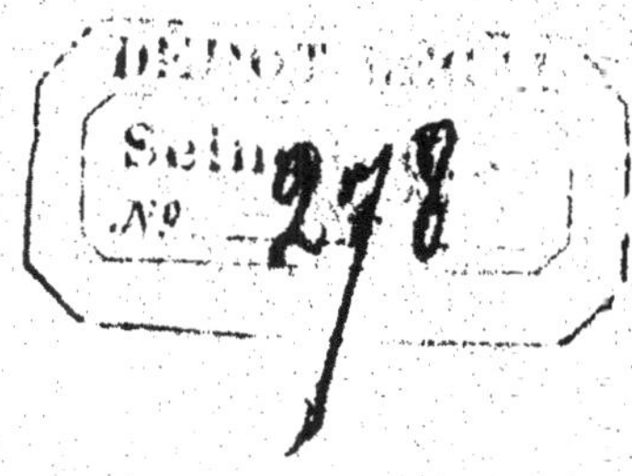
DÉPÔT LÉGAL
Seine
Nº 278

T.e 87
171

LES ACTUALITÉS MÉDICALES

Technique

de l'Exploration

du Tube Digestif

Te 87
171

LES ACTUALITÉS MÉDICALES
Collection de volumes in-16, de 96 pages, cartonnés
Chaque volume : 1 fr. 50

Le Diabète, par le Pr Lépine. 2 vol.

Le Cytodiagnostic, par le Dr Marcel Labbé, agrégé à la Faculté de Paris.

Le Sang, par le Dr Marcel Labbé, agrégé à la Faculté de Paris.

Anatomie clinique des Centres nerveux, par le Pr Grasset, 2e édit.

Diagnostic des Maladies de l'Encéphale, par le Pr Grasset.

L'Appendicite, par le Dr Aug. Broca, agrégé à la Faculté de Paris.

Diagnostic de l'Appendicite, par le Dr Auvray, agrégé à la Fac. de Paris.

Les Rayons de Röntgen et le Diagnostic de la Tuberculose, par le Dr A. Béclère, médecin de l'hôpital Saint-Antoine.

Les Rayons de Röntgen et le Diagnostic des Affections thoraciques non tuberculeuses, par le Dr A. Béclère.

Les Rayons de Röntgen et le Diagnostic des Maladies internes, par le Dr A. Béclère.

La Radiographie et la Radioscopie cliniques, par le Dr L.-R. Regnier.

La Mécanothérapie, par le Dr L.-R. Regnier.

Radiothérapie et Photothérapie, par le Dr L.-R. Regnier.

Cancer et Tuberculose, par le Dr Claude, agrégé à la Faculté de Paris.

La Diphtérie, par les Drs H. Barbier, médecin des hôpitaux, et G. Ulmann.

La Grippe, par le Dr L. Galliard, médecin de l'hôpital Saint-Antoine.

Le Traitement de la Syphilis, par le Dr Emery, 2e édition.

Chirurgie des Voies biliaires, par le Dr Pauchet.

Les Myélites syphilitiques, par le Dr Gilles de la Tourette.

Le Traitement de l'Épilepsie, par le Dr Gilles de la Tourette.

Les États neurasthéniques, par le Dr Gilles de la Tourette, 2e édition.

La Psychologie du Rêve, par Vaschide et Pierron.

Les Glycosuries non diabétiques, par le Dr Roque.

Les Régénérations d'organes, par le Dr P. Carnot, agrégé à la Faculté.

Le Tétanos, par les Drs J. Courmont et M. Doyon.

La Gastrostomie, par le Dr Braquehaye, agrégé à la Faculté de Bordeaux.

Les Albuminuries curables, par le Dr J. Teissier, Pr à la Faculté de Lyon.

Thérapeutique oculaire, par le Dr F. Terrien.

La Fatigue oculaire, par le Dr Dor.

Les Auto-intoxications de la grossesse, par le Dr Bouffe de Saint-Blaise, accoucheur des hôpitaux de Paris.

Le Rhume des Foins, par le Dr Ganel, médecin des hôpitaux de Lyon.

Le Rhumatisme articulaire aigu en bactériologie, par les Drs Triboulet, médecin des hôpitaux, et Coyon.

Le Pneumocoque, par Lippmann. Préface de M. Duflocq.

Les Enfants retardataires, par le Dr Apert, médecin des hôpitaux.

La Goutte et son traitement, par le Dr Apert.

Les Oxydations de l'Organisme, par les Drs Enriquez et Sicard.

Les Maladies du Cuir chevelu, par le Dr Gastou.

Les Dilatations de l'Estomac, par le Dr Soupault, médecin des hôpitaux.

La Démence précoce, par les Drs Deny et Roy.

Chirurgie intestinale d'urgence, par le Dr Mouchet.

Chirurgie nerveuse d'urgence, par le Dr Chipault.

Les Accidents du Travail, guide du médecin, par le Dr Georges Brouardel.

Le Cloisonnement vésical et la Division des urines, par le Dr Cathelin.

Le Traitement de la Constipation, par le Dr Froussard.

Le Canal vagino-péritonéal, par le Dr P. Villemin, chirurgien des hôpitaux.

La Médication phosphorée, par H. Labbé.

La Médication surrénale, par les Drs Oppenheim et Loeper.

Les Médications préventives, par le Dr Nattan-Larrier.

La Protection de la Santé publique, par le Dr Mosny.

L'Odorat et ses Troubles, par le Dr Collet, agrégé à la Faculté de Lyon.

Traitement chirurgical des Néphrites médicales, par le Dr Pousson.

Les Rayons N et les Rayons N₁, par le Dr Bordier.

Trachéobronchoscopie et Œsophagoscopie, par le Dr Guisez.

Le Traitement de la Surdité, par le Dr Chavanne.

Moustiques et Fièvre jaune, par le Pr Chantemesse et le Dr Borel.

Les Traitements des entérites, par le Dr Jouaust.

Corbeil. — Imprimerie Éd. Crété.

LES ACTUALITÉS MÉDICALES

Technique de l'Exploration

du

Tube Digestif

PAR

Le Dʳ René GAULTIER

Ancien interne lauréat des Hôpitaux de Paris.

Avec 13 figures

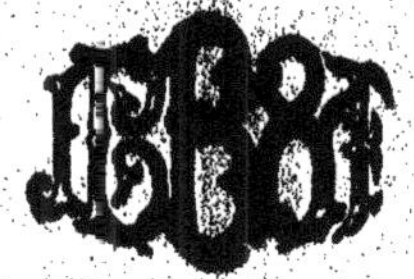

PARIS

LIBRAIRIE J.-B. BAILLIÈRE ET FILS

19, RUE HAUTEFEUILLE, 19

1905

Tous droits réservés.

TECHNIQUE DE L'EXPLORATION

DU

TUBE DIGESTIF

PRÉFACE

Si dans ce petit opuscule, écrit sur un sujet qui m'est devenu depuis quelques années familier, le lecteur veut bien trouver quelque intérêt, qu'il en reporte le mérite sur ceux dont il reflète à des titres divers l'enseignement spécial si savant.

Successivement interne de M. le Dr Parmentier, puis de M. le D^r Le Noir à l'hôpital Saint-Antoine, de M. le professeur agrégé Albert Robin, à l'hôpital de la Pitié et à l'hôpital Beaujon, j'ai vu scruter chaque jour par ces Maîtres des malades atteints de troubles des fonctions digestives, et c'est avec eux que j'ai appris les méthodes cliniques et les procédés de laboratoire qui permettent dans ces cas d'arriver à préciser le diagnostic.

Enfin M. le professeur Dieulafoy, dont j'ai l'honneur d'être l'élève, m'a fait apprécier avec la maîtrise

toute particulière à ce chef d'école, la sagacité
du clinicien demandant au *symptôme* le diagnostic
et le pronostic des affections intestinales.

C'est à leurs côtés que mon esprit s'est façonné,
tandis que mon autre Maître, M. Lancereaux, m'in-
culquait les méthodes fondamentales qui doivent faire
de la pathologie, aussi bien que de la physique et de
la chimie, une science précise et positive ; j'ai nommé
l'*expérimentation* venant en aide à l'*observation*.

Ainsi donc l'on ne sera point étonné de voir
prendre place ici côte à côte, comme j'ai déjà eu
l'honneur de l'enseigner à la clinique médicale de
l'Hôtel-Dieu dans le cours supplémentaire de va-
cances, d'une part les *méthodes d'exploration clinique* de l'estomac et de l'intestin, d'autre part les
méthodes de laboratoire relatives à l'exploration
des maladies du tube digestif, c'est-à-dire l'*examen
du suc gastrique* et l'*examen des fèces*. Le premier
est de pratique courante et assez connu pour que
j'y insiste peu ; aussi le lecteur me permettra de m'at-
tarder davantage au second, où je crois avoir acquis
quelque compétence particulière par les travaux que
j'ai poursuivis dans ce sens durant trois années (1).

____

(1) Voy. *Presse médicale*, sept. 1904. Voy. aussi *Essai de
coprologie clinique. Exploration fonctionnelle de l'intestin par
l'examen des fèces*. Thèse de Paris, 1905.

Au reste, cette dernière partie, la *coprologie clinique*, branche d'une science pour ainsi dire nouvelle en France, a acquis à l'étranger, en Autriche à la suite des travaux de Nothnagel, en Allemagne sous la direction de Schmitt et Strassburger, en Amérique dans les publications de Ricardo Lynch, en Italie dans les mémoires du professeur Zoja, une importance suffisante pour qu'on ait le droit de lui donner aujourd'hui la place qu'elle mérite à côté des autres méthodes scientifiques qui viennent en aide au diagnostic des maladies.

Et s'il était nécessaire d'y ajouter encore une excuse, nous pourrions dire que c'est par ce dernier côté que ce petit livre répondra à l'objet de sa publication, en rentrant dans le cadre des *Actualités médicales* (1).

(1) Qu'il me soit permis de remercier ici mon ami et collègue M. Villandre, interne des hôpitaux, qui a bien voulu dessiner, avec beaucoup de précision et d'art à la fois, les préparations microscopiques des fèces et les quelques figures qui donneront plus de compréhension à ce texte.

INTRODUCTION

I. De l'immensité du domaine de la séméiologie gastro-intestinale. — Il est un fait au premier abord décourageant quand on veut étudier la séméiotique gastro-intestinale, c'est qu'elle semble inextricable, tant son domaine est immense. Elle englobe en effet à elle seule presque toute la pathologie.

1° De la possibilité de méconnaître une affection des voies digestives existante. — Qui de nous ne connaît de ces malades offrant tout le tableau d'une entité morbide bien confirmée, et qui ne sont que de simples dyspeptiques ? Exemple : le vertige stomacal, *vertigo a stomacho læso* de Trousseau. Voici en effet un individu qui se présente à nous se plaignant d'une céphalée violente, de bourdonnements d'oreille, de dérobement des jambes, et surtout de vertiges qui le font tomber dans la rue; si par malheur il a eu la syphilis, voilà un diagnostic assis; c'est une tumeur syphilitique du cervelet, entraînant avec elle le défaut d'équilibre, et on institue le traitement mercuriel sous forme d'injections, naturellement sans résultat; si l'on avait interrogé l'estomac, et qu'on l'eût soigné tel qu'il convenait, tout fût rentré dans l'ordre, car il ne s'agissait que d'un simple dyspeptique (1).

Il me semble inutile d'abuser de ces descriptions; mais, enfin, citons encore ces malades présentant des palpitations cardiaques, type Potain et Barié, de la dyspnée d'effort, des crises d'asthme, si bien décrites par Boas, etc., et auxquels on administrait qui de la digitale, qui de la caféine, qui de l'iodure de potassium, et tout cela sans effet. Il eût fallu rechercher le *primum movens* de ces accidents cardiaques ou pulmonaires et soigner l'estomac pour les voir guérir; car eux aussi n'étaient que de simples dyspeptiques.

2° De la possibilité de croire à une affection des voies digestives qui n'existe pas. — Mais si l'on est fréquemment exposé à commettre l'erreur de méconnaître un dyspeptique, en imaginant une tout autre maladie, la proposition inverse est aussi soutenable. Prenons une preuve entre mille : le *vomissement* par exemple. Que l'on se rende dans un service où spécialement sont traitées des maladies nerveuses, et il ne sera pas rare de rencontrer des malades ayant à côté d'eux une cuvette pleine de vomissements verdâtres, bilieux; celui-ci vient de les rendre au milieu de crises douloureuses des plus atroces : c'est un tabétique; cet autre, facilement, sans effort, en s'asseyant sur son lit : c'est un malade atteint de tumeur cérébrale. Mais nous

(1) Observation prise dans le service de M. Robin, à l'hôpital de la Pitié, oct. 1903.

voici maintenant dans un autre service, où les cardiopathies sont à l'ordre du jour; et voici encore des vomissements : c'est un asystolique.

Allons ailleurs, dans ce service où les bocaux s'alignent au-dessus des lits, contenant des urines foncées et rares, ou claires et abondantes; nous sommes chez des rénaux; et ici encore on vomit : c'est le vomissement urémique. Par là, on tousse à fendre l'âme : ce sont des affections pulmonaires que l'on traite; on vomit toujours : c'est la toux émétisante des tuberculeux. Ainsi : nerveux, cardiaques, rénaux ou pulmonaires, partout le même symptôme, se répétant invariablement, le *vomissement*, et ce symptôme, qui est aussi le fait d'un désordre dans le fonctionnement du tube digestif, peut n'être qu'un épisode secondaire des maladies les plus diverses, qui n'ont rien à voir avec le tractus gastro-intestinal.

II. But et division de la séméiologie. — Ainsi, comme le disait Lasègue, la séméiologie ne nous apparaît que comme un mode de classement défectueux de nos connaissances médicales; car, de deux choses l'une : ou le symptôme est assez significatif pour autoriser un diagnostic, dans quel cas ce signe est dit *pathognomonique*; ou bien il n'a, pris isolément, qu'une signification restreinte, et sa valeur dépend de la combinaison dans laquelle il entre.

Aussi je me hâterai de faire d'abord ici une *symptomatologie lexicographique*, celle qui catalogue et qui énumère, plus qu'elle ne coordonne, et, après avoir analysé et pour ainsi dire disséqué un à un chacun des symptômes, je m'efforcerai d'appliquer immédiatement les notions acquises aux divers types cliniques habituels que le praticien doit connaître pour les savoir soigner ; ce sera, par opposition, de la *séméiologie clinique*, celle qui groupe les signes en syndrome pour la connaissance du diagnostic.

III. De la solidarité fonctionnelle de l'estomac et de l'intestin. — Mais avant d'exposer cette séméiologie lexicographique, il est une première notion que nous voulons mettre en évidence, car elle expliquera notre description des symptômes gastro-intestinaux, que certains pourraient croire au premier aspect confuse : c'est la *solidarité fonctionnelle de l'estomac et de l'intestin*, affirmée par la plupart des cliniciens et qui justifie l'étude simultanée de leurs réactions pathologiques.

Nous croyons en effet qu'on serait fautif de vouloir isoler la pathologie gastrique de la pathologie intestinale, car s'il est vrai que des affections redoutables, telles que le cancer de l'estomac, peuvent exister sans participation de l'intestin, preuve péremptoire de cette grande loi énoncée par M. Lancereaux qu'il n'y a pas de maladies d'organe, mais des maladies générales localisant leurs effets sur tel ou tel tissu, il n'en est pas moins vrai que, physiologiquement, le tractus digestif, estomac et intestin, et nous pourrions même ajouter ses glandes annexes, foie et pancréas, dépendances embryologiques du tube intestinal primitif, *tout cela ne forme qu'un tout solidaire qu'il faut savoir interroger et explorer du même coup, car il est rare que les troubles fonctionnels de l'un ne retentissent pas sur le fonctionnement de l'autre.*

I. — SÉMÉIOLOGIE LEXICOGRAPHIQUE

1. — MÉTHODES CLINIQUES.

A. — SYMPTÔMES SUBJECTIFS.
TECHNIQUE DE L'INTERROGATOIRE.

De la façon de diriger l'interrogatoire. — Ainsi donc nous commencerons cette étude par l'examen des *symptômes subjectifs*, c'est-à-dire des symptômes perçus par le malade, et que lui seul peut nous apprendre.

Tout le monde sait qu'il n'y a pas de malades plus enclins et plus habiles à induire le médecin en erreur que ceux qui souffrent de l'estomac ou de l'intestin. Apprenons donc d'abord la *technique de leur interrogatoire.*

Il faut en effet être familiarisé avec le vocabulaire de ces malades et savoir diriger son enquête en les forçant à apporter à leur propre observation une méthode dont on ne les laisse point se départir. Les gens qui souffrent de l'estomac ou de l'intestin commencent toujours par une énonciation générale qui résume si confusément la somme de leurs souffrances qu'aux premières questions qu'on leur pose ils ont entre eux une trompeuse ressemblance. Tout au contraire, si on veut bien se donner la peine de diriger son interrogatoire, de le varier suivant certaines indications dont nous allons exposer les règles, cette analogie disparaît, et il est facile de discerner des variétés et de constituer des types là où il ne semblait y avoir qu'uniformité, types que nous apprendrons à connaître dans le chapitre suivant de séméiologie clinique.

1° *Antécédents de la maladie*. — Tout d'abord, il faut tâcher de préciser la *date du début* de l'affection ; car une plus ou moins longue durée permet de déduire avec quelque logique l'étendue du mal qu'on observe, les affections organiques évoluant en général plus rapidement que les simples désordres fonctionnels.

Il faut ensuite rechercher le *mode de début*, lequel, par sa brusquerie ou par sa lenteur progressive, permet également à l'esprit du clinicien de préjuger déjà de la nature des troubles qu'il va avoir à analyser. Le début soudain des dyspepsies nerveuses, à la suite des émotions, des ennuis, du surmenage physique ou intellectuel, diffère totalement du début insidieux, mais à allures progressivement croissantes, du cancer de l'estomac, par exemple.

Les symptômes qui ont marqué le début, les *causes probables d'après le malade*, sont des notions utiles à recueillir, quitte à les interpréter avec un sens médical avisé, car souvent ces malades sont des « malades à petits papiers » qui transcrivent en longues phrases plus ou moins indigestes les souffrances qu'ils éprouvent ou qu'ils s'imaginent éprouver ; il faut éviter les écueils de cette pseudoentité morbide que tant de bons esprits se sont refusés et se refusent encore à admettre, la neurasthénie, qui défigure ce genre de malades et les rend parfois indéchiffrables, si l'on manque de patience ou d'esprit critique.

Puis on scrute l'*évolution* des troubles que l'on vous décrit ; on étudie la *marche* de l'affection ; on s'inquiète des péripéties qui ont caractérisé les phases diverses de la maladie ; l'allure capricieuse avec crises gastro-intestinales violentes, séparées par des intervalles de santé parfaite, est le propre des dyspepsies, tandis que le cancer, par exemple, évolue sourdement, mais lentement et sûrement vers l'étape définitive ; ou que l'ulcus, bruyant dans ses manifestations primitives, s'améliore à la longue, guérit même parfois, et comme un de ces volcans qui, à des époques lointaines, a vomi ses laves enflammées, s'éteint, lui aussi devient silencieux.

2° Antécédents du malade. — Ce sont là les *antécédents de la maladie*, auxquels il faut joindre les *antécédents du malade*, avant de pousser plus loin l'interrogatoire. Il faut remonter si possible jusqu'à l'enfance, connaître le mode d'alimentation auquel fut soumis dans ses premières années le sujet qu'on observe : alimentation au sein (sein de la mère, sein de la nourrice), alimentation au lait, et dans quelles conditions ; tâcher de connaître les petites crises de gastro-entérite qu'il a pu traverser dans sa première enfance ; l'époque du sevrage ; puis plus tard le mode d'alimentation (on sait combien l'hygiène scolaire est souvent défectueuse et source première de bien des maux d'estomac et d'intestin); puis, en avançant en âge, les abus ou écarts de régime, les fins dîners, l'alcool, l'absinthe, le tabac (comment pourrait-il en être autrement quand on songe à quel travail on oblige le tube digestif dans le plus petit dîner fin, en se rappelant les belles recherches de Pawlow qui ont montré que pour chaque aliment l'estomac sécrétait un suc particulier); enfin on recherchera encore les petites ou les grandes maladies qui ont pu frapper le tube digestif ou qui, atteignant toute l'économie, ont retenti secondairement sur ses fonctions.

3° *État actuel de la maladie envisagée dans le cycle des vingt-quatre heures.* — Alors seulement, muni d'un pareil dossier sur les antécédents, on interrogera *l'état actuel, en envisageant le cycle des vingt-quatre heures.*

Modifications de l'appétit. — On examinera successivement les *modifications de l'appétit*; tantôt celui-ci est nul, il y a *anorexie* complète ; tantôt il est au contraire exagéré, sorte d'*hyperorexie* pouvant aller jusqu'à la *boulimie* ; dans d'autres cas, l'appétit est seulement capricieux, portant sur tel ou tel aliment, repoussant certains autres avec dégoût ; c'est, pourrait-on dire, de la *pararexie*.

En même temps que l'appétence, les *modifications de la soif* ont leur importance également, et si tels individus se refusent à absorber toute boisson, d'autres, toujours assoiffés, éveillent dans notre esprit l'idée d'un trouble pancréatique langerhansien, ou buveurs, par crises, revêtent le type du dypsomane.

Sensations éprouvées à l'occasion des repas. — Puis ce sont les *sensations éprouvées avant, pendant, au milieu, à la fin* du repas ou dans les heures qui suivent ; c'est là qu'il est bon de passer en revue le cycle des vingt-quatre heures. Il est des malades à troubles gastro-intestinaux qui, dès la première heure du jour, voient leur affection se manifester par des sensations douloureuses bien spéciales. Il en est qui se réveillent la langue pâteuse, l'appétit nul, les reins brisés, courbaturés, plus fatigués que la veille ; il en est d'autres qui dès le matin ont la sensation de vide dans l'estomac et ne désirent que calmer leur faim par l'absorption d'aliments. A midi, tel individu va se mettre à table sans appétit ; il va manger sans souffrir, mais, tout de suite après le repas, son ventre se ballonne, sa face se congestionne, la somnolence l'envahit ; il n'est bon à rien ; puis trois ou quatre heures après, tout rentre dans l'ordre et, la langue pâteuse, il se remettra de nouveau à table le soir sans appétit, mangera peu, craignant pour sa nuit. Tel autre se mettra à table, vorace ; c'est un gros mangeur ; les aliments calmeront les tiraillements qu'il ressentait dans l'estomac avant le repas ; tout va bien jusqu'à trois ou quatre heures après le repas ; mais voilà qu'à ce moment éclatent des crises douloureuses, intolérables, que soulagent parfois les éructations, les gaz intestinaux ou les vomissements.

La nuit est agitée, pleine de rêves, de cauchemars, interrompue par un réveil douloureux, une crise gastro-intestinale analogue à celle de la journée, qui le tient éveillé une bonne partie de la nuit.

Variétés de ces sensations. — Non seulement il faut tenir compte du *moment* de ces sensations, mais encore de leur *siège* (à l'épigastre, dans les hypocondres, dans les flancs, au voisinage de l'ombilic, dans la fosse iliaque), de leur *irradiation*, de leur *qualité*, c'est-à-dire distinguer la crampe, sensation de torsion, de la brûlure, de la transfixion, des coliques, etc.; enfin il faut tâcher de préciser encore s'il existe des brûlures œsophagiennes que l'on désigne sous le nom de *pyrosis*, des *épreintes* rectales, du *ténesme*; s'il existe des *nausées* ou des *vomissements* dont il faut rechercher le moment d'apparition, la fréquence, l'abondance, la nature (aqueux, alimentaire, bilieux ou sanguin, etc.); il faut enfin interroger sur l'état de diarrhée et de constipation, symptômes que les méthodes de laboratoire nous apprendront à préciser.

B. — SYMPTÔMES OBJECTIFS.
TECHNIQUE DE L'EXPLORATION PHYSIQUE.

Nous allons passer maintenant à l'examen des *symptômes objectifs* que les moyens d'exploration et une technique perfectionnée ont permis d'étudier avec une remarquable précision et qui, bien qu'ils ne soient pas tous applicables en pratique, comme le dit M. Albert Robin, n'en sont pas moins utiles à connaître, car ils ont servi à fixer la valeur des anciens symptômes et à leur donner une signification à la fois plus exacte et plus étendue.

1° **Inspection**. — *Inspection générale*. — Faite attentivement, elle nous donnera déjà des résultats intéressants ; elle nous permettra de constater l'état de santé plus ou moins florissant, la *mine*, pour employer une expression vulgaire ; on connaît la teinte cireuse des individus atteints d'ulcus stomacaux, la teinte bistrée des dyspeptiques, la teinte jaunâtre des cholémiques, la teinte jaune-paille des cancéreux. Du même coup on jugera l'amaigrissement ou l'embonpoint des sujets ; l'aspect anémié, l'acné érythémateuse dont ils sont porteurs, la coloration des pommettes, les plaques rouges de la face, l'acné pustuleuse, indices de fermentations digestives.

Inspection locale. — Elle aura encore plus d'intérêt, si on sait l'interpréter. MM. Hayem et Lion y attachent une assez grande importance que leur dénie en partie M. Soupault, mais que leur reconnaît M. Mathieu et qu'exagère peut-être l'école lyonnaise des Glénard, des Sigaud et des Vincent. Il n'est pas inutile cependant d'insister sur ce procédé d'examen, car, suivant une phrase de ce dernier auteur, l'exploration de l'abdomen est si peu entrée dans les habitudes médicales, que les malades, pour la plupart, ne connaissent et n'estiment d'autre examen que celui de la poitrine ; neuf fois sur dix, le dyspeptique qui vient de narrer ses souffrances et auquel on dit qu'on va l'examiner, dégrafe seulement sa cravate et entr'ouvre le plastron de sa chemise, stupéfait parfois qu'on le fasse étendre sur une chaise longue et qu'on lui palpe le ventre ; car il n'est pas fréquent de leur imposer un semblable cérémonial pour s'assurer à quelles modifications objectives correspondent les troubles fonctionnels observés, tant les habitudes médicales en sont éloignées. Et que dirait-on cependant d'un médecin qui négligerait l'auscultation du cœur chez un malade qui se plaindrait de palpitations? L'exploration de l'abdomen est donc nécessaire, et cela dans des conditions bien déterminées que nous allons passer en revue.

A l'état normal. — Le ventre revêt une *forme régulièrement ovoïde, sans saillie, ni dépression*; son volume ne se modifie pas par la digestion et les mouvements n'influencent pas son aspect extérieur. Il n'en est plus ainsi dans l'état de maladie.

A l'état pathologique. — On pourra, par le simple coup d'œil, noter soit une *voussure épigastrique*, indice d'une distension stomacale plus ou moins prononcée, soit un *retrait*, indice de sa vacuité, soit encore le *relâchement de la paroi abdominale*, symptôme avertisseur d'une ptose viscérale possible, soit enfin une *tumeur* qui aiguillera le diagnostic dans le sens d'un cancer.

Mais on peut tirer encore plus de renseignements de cette inspection. Laissant de côté les déformations de l'abdomen que peuvent causer les kystes ovariens, la grossesse, l'ascite ou l'œdème de la paroi, on peut rencontrer *certains types d'abdomen* dans les maladies de la digestion qui, au dire de MM. Hayem et Lion, sont tout à fait caractéristiques.

C'est l'*évasement par en haut* ; le ventre est élargi

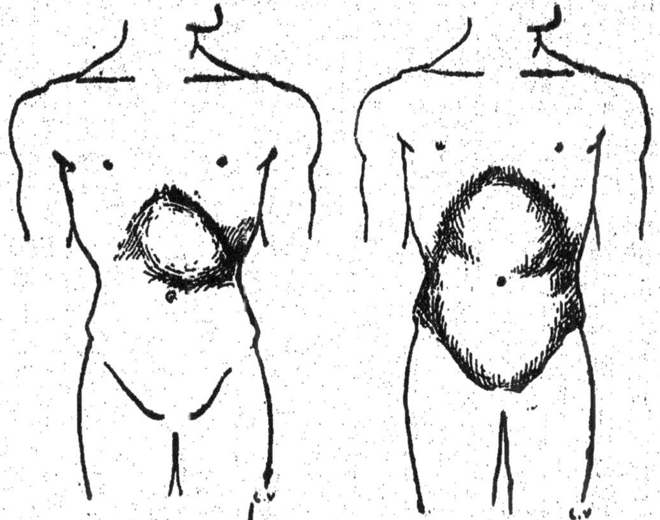

Fig. 1. — Ventre à saillie médiane *épigastrique* d'un dyspeptique à faible distension gastrique.

Fig. 2. — Ventre à aplatissement épigastrique avec ballonnement *hypogastrique* d'un dyspeptique à estomac très distendu et ptosé.

dans sa partie supérieure sus-ombilicale ; c'est l'estomac des gros mangeurs ; — ou bien c'est une *saillie médiane épigastrique* (fig. 1), descendant plus ou moins bas au-dessous de l'ombilic, et qui se montre après les repas chez les dyspeptiques avec faible distension gastrique ; on peut voir aussi une autre forme, l'*aplatissement épigastrique avec ballonne-*

ment hypogastrique, quand l'estomac est à la fois
distendu et ptosé, faisant basculer, en se distendant
à la suite des repas, la partie inférieure de l'abdomen ; dans ces cas on constate parfois, au niveau de
la région épigastrique inférieure, une légère saillie

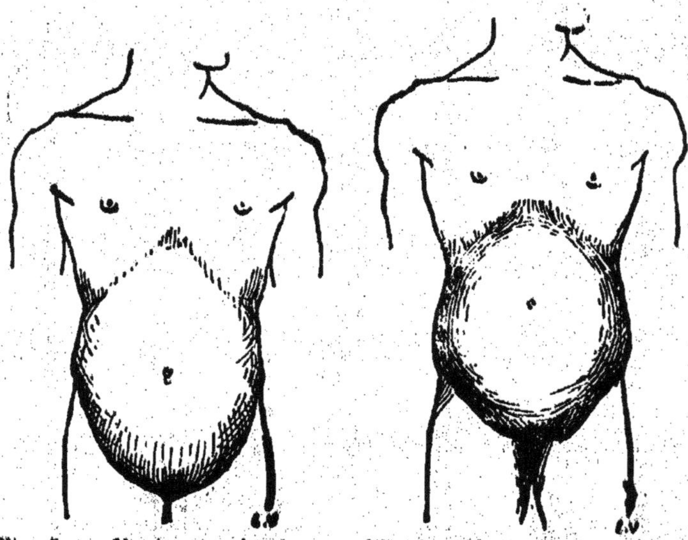

Fig. 3. — Ventre tombant ou
ventre en besace ; ventre qui
se laisse aller des dyspeptiques en phase de *déchéance*.

Fig. 4. — Ventre fort ou ventre
en tonneau ; ventre qui se
tient des dyspeptiques en
phase de *compensation*.

transversale qui correspond à la petite courbure
abaissée (fig. 2) ; — ou encore, c'est l'*évasement par
en bas*, qui, le ventre des grossesses répétées mis à
part, caractérise l'abdomen des anciens obèses débi-
lités, des individus atteints d'entéroptose, quelle
qu'en soit l'origine ; c'est le *ventre tombant* ou *en
besace*, le *gros ventre en phase de déchéance* de

Sigaud et Vincent (fig. 3); — il s'oppose au *ventre fort, ventre saillant globuleux* ou *en tonneau* des dyspeptiques en *phase de compensation*, ventre *qui se tient*, en un mot, contrairement au précédent *qui se laisse aller* avec les changements de position du malade, qui, dans la station verticale, a une ampleur imposante, et, dans le décubitus dorsal, disparaît littéralement dans les profondeurs de l'abdomen (fig. 4); — enfin, au lieu de ces ventres forts que nous venons de décrire, ventres forts en compensation, ventres forts en déchéance, on peut rencontrer encore « des *ventres uniformément plats*, parfois même *creusés en cuvette*, dont les saillies osseuses du thorax et du bassin dessinent les contours (fig. 5);

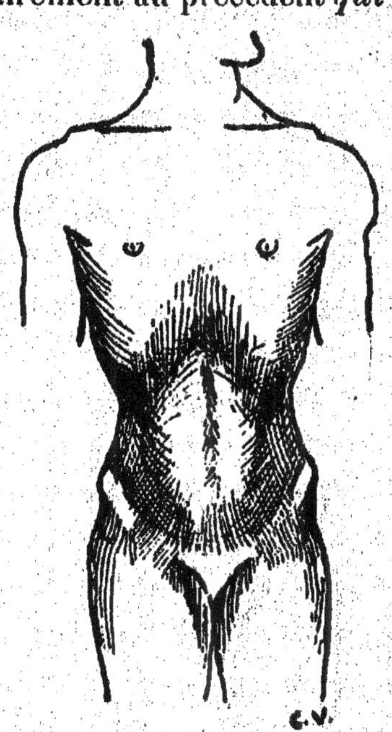

Fig. 5. — Ventre plat ou ventre en cuvette des dyspeptiques en phase d'*inanition*.

dans les cas extrêmes, la paroi abdominale est collée contre les lombes, et dans la cavité du ventre, réduite à un état virtuel, on cherche ce que peut être devenue la masse viscérale, où elle se loge, et sous quelle forme anatomique elle continue de vivre ».

Ce sont là les ventres de dyspeptiques arrivés à la phase d'*inanition*.

Et ne connaît-on pas aussi la signification des ventres *rétractés en bateau* par le fait de la contracture énergique de la musculature intestinale au cours de la méningite tuberculeuse ou de la colique de plomb, par exemple ?

Mais ce ne sont pas là les seules déformations de l'abdomen en rapport avec les dyspepsies stomacales et intestinales que fait percevoir l'inspection ; ce sont encore les *ondes péristaltiques et antipéristaltiques de l'estomac*, indices de la contraction énergique de sa tunique musculeuse, ondes si bien décrites par Küsmaull et qui éveillent dans l'esprit l'idée d'un obstacle à l'évacuation gastrique, l'idée d'une sténose pylorique. Ce sont encore les *battements épigastriques*, pulsations transmises de l'aorte à la paroi abdominale par l'intermédiaire de l'estomac et qu'il ne faut pas confondre avec des tumeurs anévrysmatiques.

Ce sont également les *contractions péristaltiques de l'intestin* apparaissant sous forme d'ondulations transversales de peu de durée, qu'on peut déterminer par une légère excitation, et qui traduisent, comme celles de l'estomac, une obstruction en un point de l'intestin ; se produisant en amont de l'obstacle, elles permettent de préciser le diagnostic.

Enfin, tout comme au niveau de la région épigastrique, l'inspection permet de reconnaître les *saillies permanentes* et circonscrites des parois de l'abdomen, dues soit à la coprostase, soit à des tumeurs cancéreuses.

2° Palpation. — Tels sont tous les renseignements fournis par ce seul mode d'examen ; mais si l'on y joint la palpation et la percussion, ceux-ci se précisent et deviennent encore plus nets.

De la position à donner au malade. — Pour pratiquer avec soin cette exploration de l'abdomen, il faut faire étendre le malade sur un lit, la tête légèrement relevée, les jambes fléchies, les talons joints, cuisses écartées. On lui recommande en même temps de respirer largement la bouche ouverte, et, par des paroles qui retiennent son attention, on cherche à l'examiner dans l'état de résolution musculaire la plus complète, et à éviter de sa part toute défense de la paroi. Dans certains cas même, pour la recherche délicate de la douleur bien localisée de l'appendicite, comme le recommande M. le professeur Dieulafoy, on se mettra à genoux au bord du lit d'examen, de façon à explorer l'abdomen avec tout le recueillement et la minutie que comporte en pareil cas la nécessité de formuler un bon diagnostic.

Comment on palpe. — Il est nécessaire de *palper la main à plat*, le bras étant autant que possible sur le même plan horizontal que l'abdomen, de façon à percevoir finement toutes les sensations seulement *par la pulpe des doigts* ; il faut proscrire tout palper brutal, pratiqué la main plongeant perpendiculairement dans l'abdomen comme pour y faire une fouille (attitude à laquelle oblige un peu la palpation faite dans la station debout, à laquelle on doit préférer par contre la position à genoux); dans ce cas, en effet, les ongles meurtrissent la paroi, alors que, bien limés pour ne point se faire sentir, par la méthode précédente le toucher affiné acquiert une délicatesse souvent nécessaire. M. le professeur Dieulafoy nous a montré plus d'une fois dans son service la valeur de cette méthode de palpation de l'abdomen, et nous a fait comprendre la nécessité d'une bonne éducation dans cette technique pour reconnaître les affections intestinales, nécessité qui n'est pas moins grande pour les médecins que celle qui les pousse à aiguiser leur sens auditif pour l'étude des affections cardiaques et pulmonaires.

Renseignements que donne la palpation. — En tout cas cette palpation doit toujours être pratiquée avec douceur ; elle permet *pour l'estomac* de se renseigner sur le degré de *plénitude ou de vacuité* de l'organe, sur sa *consistance*, mais surtout sur sa *sensibilité*. Ainsi par elle seule on peut être guidé vers les gastrites aiguës à *douleur diffuse*, vers l'ulcère à douleur *localisée à l'épigastre* avec *irradiation en broche* dans le rachis, vers la contracture du pylore à *douleur bien localisée à droite du sternum*. On pourra encore ainsi percevoir au-dessous de l'appendice xiphoïde les *douleurs avec irradiations variables du plexus solaire* qui accompagnent les dyspepsies nerveuses et pour lesquelles on a même imaginé des esthésiomètres spéciaux (Boas et J.-Ch. Roux). Il faudra en tout cas s'apprendre à distinguer les simples douleurs de la paroi abdominale qui existent chez certains névropathes et qui sont superficielles, que le pincement de la peau détermine, de cette hyperesthésie de la paroi occasionnée par une affection gastrique sous-jacente ; savoir reconnaître les douleurs de l'organe lui-même de celles du plexus solaire qui l'innerve. Enfin la palpation apprendra encore à reconnaître les *tumeurs*, à *fixer leur siège et leur volume*, leur mobilité et leur déplacement.

En ce qui concerne l'*intestin*, elle renseignera de même sur le degré de *plénitude* ou de *vacuité* de l'organe, ainsi que sur sa *consistance* et sa *sensibilité*. Normalement le ventre est *résistant, souple* et *élastique*; à l'état pathologique, il peut devenir *mou, flasque* et *dépressible*. Sans vouloir accorder à ces signes plus de valeur qu'ils n'en ont dans la réalité clinique, il est bon néanmoins de les savoir reconnaître et interpréter. On peut facilement apprécier le gros intestin par la palpation comme tout à l'heure l'estomac ; pour cela, la main étant *posée à plat* sur l'abdomen, perpendiculairement à la situation verticale ou transversale de cet organe, on ramène les doigts demi-fléchis par devers soi, et dans cette manœuvre on sent nettement rouler sous eux une sorte de masse allongée de consistance et de volume variables, qui tantôt semble un boudin rempli de matières fécales, tantôt au contraire donne la sensation d'une corde, bien étudiée par Glénard sous le nom de *corde colique*, et à laquelle cet auteur

attache une importance peut-être un peu exagérée ;
néanmoins l'état de spasme, de contracture qu'in-
dique cette corde, contraste avec l'état d'atonie, de flaccidité du côlon étalé dans l'abdomen ou encore plein, distendu uniformément ou par places par des boules stercorales.

Ici encore la palpation nous renseignera sur l'*état de sensibilité* (fig. 6) de l'intestin et permettra de distinguer les *douleurs diffuses généralisées* à tout l'abdomen qui accompagnent les entérites aiguës des *douleurs localisées* des entérites chroniques, comme par exemple dans la fosse iliaque gauche au cours de la dysenterie, dans la fosse iliaque droite au cours de la tuberculose du cæcum ; la *douleur en barre* dans la région épigastrique, ou *en cercle* à

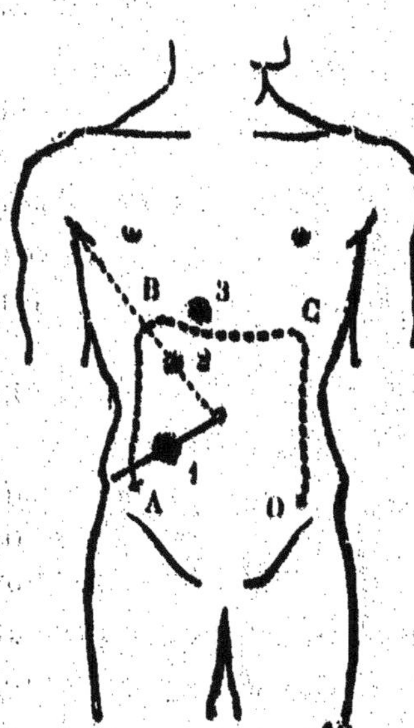

Fig. 6. — Schéma figurant les différents points de la paroi abdominale où la douleur est maxima suivant que l'on se trouve en présence de telle ou telle maladie.

1. Point appendiculaire. — 2. Point pancréatique. — 3. Point pylorique. — A, B, C, D, tracé de la douleur en cercle de l'entéro-typhlo-colite muco-membraneuse avec ses points maxima A, B, C, D, le point A pouvant faire croire à l'appendicite.

la fois dans les flancs, dans la région épigastrique et
dans les hypocondres, pouvant même certaines fois,

par sa douleur maximum dans la fosse iliaque droite, simuler l'attaque appendiculaire, comme cela se voit dans l'entéro-typhlo-colite muco-membraneuse ; ou encore douleurs localisées de certaines affections aiguës à détermination intestinale, telles que la dothiénentérie et surtout l'appendicite. Cette dernière douleur méritera d'être un peu étudiée, car elle est d'une importance capitale pour le diagnostic de cette affection, et du même coup, en insistant sur elle et en cherchant à la préciser, nous montrerons toute l'importance du phénomène douleur dans la pathologie gastro-intestinale.

Voici comment M. le professeur Dieulafoy différencie les douleurs *graduellement croissantes* de l'appendicite, de la perforation stomacale, en *coup de poignard péritonéal*. « L'appendicite ne débute pas par une atroce douleur subite ; ce n'est qu'au bout de plusieurs heures de coliques que la douleur appendiculaire acquiert toute son intensité ; et encore cette intensité est-elle rarement excessive ; tandis que, au cas de péritonite par perforation stomacale, la douleur est aussi soudaine qu'atroce. La localisation de cette douleur est différente ; dans l'appendicite, c'est le milieu de la ligne tirée de l'ombilic à l'épine iliaque antéro-supérieure droite, point de Mac Burney ; c'est là que l'on peut sentir la défense musculaire, c'est là que, par le chatouillement de la peau, on provoque une vive hyperesthésie, plus vive qu'ailleurs, hyperesthésie qui se traduit par des mouvements réflexes dans la paroi du ventre et dans les régions voisines. »

3° Percussion. — Quant à la *percussion*, elle permettra de percevoir les *limites* de l'estomac, sa *situation* et son *volume*.

A l'état de vacuité, l'organe est presque vertical et presque tout entier à gauche de la ligne xipho-ombilicale.

A l'état de réplétion, la région pylorique déborde à droite la ligne médiane, et la partie inférieure de la grande courbure s'abaisse, tandis que le grand cul-de-sac tend à s'élever et à s'appliquer plus exactement sur le diaphragme qu'il soulève quand les gaz s'accumulent dans sa cavité. Cette aire de sonorité gastrique peut être augmentée, diminuée ou déplacée, et il est très délicat de la percevoir nettement d'avec l'aire du côlon transverse. Aussi associe-t-on en général cette méthode de percussion à la méthode d'*auscultation* ; on fait ce qu'on appelle de la *percussion auscultée* avec ou sans l'intermédiaire d'instruments spéciaux. C'est ainsi par exemple qu'on pratique de la façon suivante la recherche du *clapotage gastrique* ; avec l'extrémité des doigts on imprime à la région épigastrique de petites secousses brusques en procédant de bas en haut, puis de droite à gauche, recherche facilitée par l'absorption préalable qu'a faite le malade de deux ou trois verres d'eau. Ce bruit peut s'entendre à jeun au-dessous d'une ligne fictive passant par la base du cartilage des neuvièmes côtes ; il n'a de valeur que s'il s'entend plus de deux heures après le repas au-dessous de la ligne en question. Ce bruit, pour être pathognomonique, réclame donc deux conditions essentielles : l'une *topographique* et l'autre *chronologique*.

Il est parfois difficile également de le distinguer des *gargouillements intestinaux*; on peut le reconnaître néanmoins si, après avoir vidé l'estomac avec la pompe, on recherche ce clapotage qui disparaît aussitôt et reparaît immédiatement après si on fait ingérer un verre d'eau.

Il est bon encore, pour explorer les organes abdominaux et distinguer le son stomacal du son intestinal, d'avoir recours à des artifices tels que la *distension artificielle* soit pour l'estomac par l'insufflation avec la poire du tube d'Ewald ou à l'aide de poudres effervescentes, soit pour l'intestin par l'insufflation, alternant avec celle de l'estomac.

4° Percussion auscultée. — A l'aide d'appareils spéciaux tels que le *phonendoscope* de Bianchi, sorte de sthétoscope destiné à renforcer les bruits et à permettre de percevoir les plus légères différences d'intensité de timbre existant entre eux, on peut également délimiter les différentes parties des organes abdominaux, mais il est nécessaire, pour en bien reconnaître la situation et les dimensions, d'employer cette méthode, comme les précédentes, à la fois sur le sujet couché et dans la station debout.

5° Auscultation. — *L'auscultation* vraie de l'estomac, comme celle de l'intestin, est de peu d'importance; néanmoins nous devons la signaler pour être complet et indiquer qu'elle peut faire percevoir le bruit de la déglutition au niveau du cardia, les bruits intrastomacaux par collision de gaz et de liquides, les borborygmes intestinaux, etc., qui en somme sont de peu d'importance, eu égard aux symptômes que les autres méthodes d'exploration clinique nous permettent de reconnaître et que les méthodes de laboratoire nous apprendront à distinguer.

Mais, avant de passer à ces dernières, nous voudrions encore signaler, parmi les méthodes cliniques de l'examen de l'intestin, le bénéfice que l'on peut tirer, dans certains cas, de l'emploi de *spéculums anaux et rectaux*, comme du *toucher rectal* chez l'homme et du toucher rectal combiné au *toucher vaginal* chez la femme.

6° **Exploration du foie et du pancréas.** — Nous voudrions également indiquer les méthodes cliniques qui permettent de reconnaître le *foie* et le *pancréas*, ces deux grosses glandes digestives annexes qu'on doit toujours explorer au cours des affections gastro-intestinales.

Inspection du foie. — Pour le *foie*, par la simple inspection, on reconnaîtra une *voussure*, une saillie plus ou moins volumineuse de la région hépatique qui mettra sur la voie du diagnostic. Ou encore ce sera la constatation d'un *réseau veineux sous-cutané* ou de pulsations abdominales, *pouls veineux* hépatique de Hanot dans l'asystolie.

Palpation du foie. — La *palpation* doit être pratiquée méthodiquement, allant d'abord à la recherche du bord inférieur du foie pour en apprécier les limites en *accrochant* son bord tranchant avec les doigts, puis la main largement *posée à plat* sur la surface qui déborde les fausses côtes quand cela est, essayant de se rendre compte de la dureté, de l'inégalité, de la déformation de sa surface pour en reconnaître les dépressions dans certaines variétés de cirrhose, les nodosités dans le cancer, ou plus simplement la dureté ou la mollesse de son parenchyme dans les hépatites aiguës et chroniques.

Percussion du foie. — La *percussion* est ici de la plus grande importance ; voici comment M. Lancereaux la décrit (1) :

« Le malade couché horizontalement, elle doit être exécutée de bas en haut, suivant les trois lignes médiane, mammaire et axillaire. Le foie étant coiffé par le diaphragme et la base du poumon droit reposant sur l'estomac et sur l'intestin, il est facile de comprendre que la percussion digitale ne peut être pratiquée partout de la même façon. *A la partie supérieure*, là où le foie est recouvert par une lame de poumon, la percussion doit être *forte et perpendiculaire* puisqu'il s'agit d'obtenir le son de l'organe profond ; mais, au fur et à mesure que l'on descend, il convient de *diminuer la force de percussion*, et, quand le foie déborde le rebord costal, les doigts doivent être dirigés obliquement et *la percussion se faire en dédalant* et pour ainsi dire *horizontalement*, car c'est le son de l'organe le plus superficiel que l'on cherche. »

Sur la ligne mammaire, l'aire de percussion du

<hr>

(1) LANCEREAUX, *Traité des maladies du foie et du pancréas.*

R. GAULTIER. — Expl. du tube digestif.   3

foie est limitée en haut par une ligne passant à 2 centimètres au-dessous du mamelon, et normalement son bord inférieur ne dépasse pas les fausses côtes.

Recherche du point pancréatique. — Le *pancréas* est plus difficile à explorer, tant à cause de la profondeur à laquelle il se trouve dans la cavité abdominale que de la multiplicité des organes qu'on rencontre au-devant de lui, et qui ne sont pas toujours aisément refoulables. Néanmoins, quand la paroi abdominale est souple et lâche, si on a soin d'examiner cet organe lors de l'état de vacuité de l'estomac, on peut arriver jusqu'à lui et parfois préciser ce que Desjardins (1) a dénommé le *point pancréatique* (fig. 6) des pancréatites chroniques. Ce point, qui répond anatomiquement au point d'abouchement du canal de Wirsung dans le duodénum, point qui lui est commun avec le cholédoque, peut être déterminé sur la paroi abdominale en traçant une ligne qui réunit l'ombilic au sommet de l'aisselle, le bras étant pendant le long du corps, à 5, 6 ou 7 centimètres de l'ombilic sur cette ligne. Il est précieux, car il est plus haut et plus en dedans que le point appendiculaire, plus bas et plus en dedans que le point vésiculaire et se différencie également du point pylorique ; et ce point correspond, dans les cas de pancréatite, avec la perception possible d'une masse allongée à grand axe horizontal, soulevée parfois par les battements de l'aorte, mais que n'influencent point les mouvements respiratoires.

(1) DESJARDINS, Thèse de Paris, 1905.

2. — MÉTHODES DE LABORATOIRE.

1° LEUR IMPORTANCE EN CLINIQUE.

A côté des méthodes cliniques précédemment étudiées qui permettent de relier entre eux un certain nombre de signes, constituant des syndromes bien définis, et mettent à même souvent d'interpréter la véritable nature des troubles observés, il est d'autres méthodes, celles-ci, il faut bien le dire, plutôt méthodes de recherches que méthodes pratiques, qui demandent *au laboratoire* son aide savante, parfois toute-puissante quand le diagnostic est encore incertain. Si donc ces méthodes ne peuvent être généralisées, il est néanmoins nécessaire aux médecins de les connaître pour savoir quelle part elles ont apporté dans la compréhension des symptômes cliniques qu'ils savent observer, et par là même de quel secours elles peuvent être quand les premières sont impuissantes à les renseigner. Il nous paraît au moins aussi nécessaire pour le praticien de savoir interpréter un *examen de suc gastrique* ou une *analyse de matières fécales*, que de savoir lire les résultats d'une analyse d'urine ou la numération d'une formule sanguine. La composition du chyme le renseignera sur la valeur fonctionnelle de l'estomac, comme l'examen des fèces sur la valeur fonctionnelle de l'intestin et de ses glandes ; ce dernier surtout, en lui montrant comment sont utilisés tels ou tels aliments dans le tube digestif, lui indique sur quelles bases il doit instituer son traitement et surtout établir un régime. Nous ne pouvons nous étendre ici sur ce point de vue spécial, tout pratique cependant, que nous reprendrons plus loin, au chapitre de séméiologie clinique.

Pour l'instant, nous exposerons aussi brièvement que possible les méthodes de laboratoire physiques ou chimiques qui peuvent nous renseigner sur la motricité de l'estomac ou de l'intestin, ou sur le travail sécrétoire de ces deux organes et de leurs glandes annexes.

2° Procédés chimiques et physiques d'exploration de l'estomac.

Le paragraphe précédent indique assez quelle valeur nous croyons qu'il faut accorder à ce procédé d'examen pour n'y plus revenir ici ; et il est facile, de ce que nous avons dit, de tirer les *indications* et les *contre-indications* d'une semblable méthode ; le bon sens seul sert de guide. Envisageons donc tout de suite la pratique.

1° **Examen du chyme.** — L'examen du chyme peut être fait dans deux conditions différentes : dans le premier cas, on examine tout simplement la composition chimique du vomissement ou du contenu stomacal retiré à jeun ; dans le deuxième cas, on examine le résidu de la digestion d'un repas d'épreuve retiré une heure après son ingestion pour connaître le travail dont cet organe est encore capable. C'est de ce dernier cas que nous nous occuperons ici spécialement, car c'est lui qui est le plus logique et le mieux réglé.

Repas d'épreuve. — On a donné du *repas d'épreuve* de nombreuses formules. A la suite de M. Hayem, de nombreux auteurs en France emploient le repas d'Ewald : 60 grammes de pain blanc et une tasse de thé léger sans sucre ou, plus simplement, un verre d'eau distillée : 250 grammes.

M. Albert Robin a recours au repas de Germain Sée modifié qui contient, outre des aliments végétaux, des albuminoïdes animales ; voici sa formule : moitié d'un œuf cuit au dur ; 60 grammes de pain blanc ; 200 grammes d'eau à la température de la chambre (les boissons chaudes ou froides pouvant faire varier l'équilibre de la sécrétion stomacale). Ce repas doit être donné à jeun le matin, le malade n'ayant rien pris depuis le dernier repas du soir ; on le retire une heure environ après son ingestion, temps qui semble être nécessaire pour que la digestion gastrique ait atteint son maximum dans les cas normaux. — Pour l'extraire, on se sert d'une sonde dont la figure 7 montre la disposition.

Technique de l'extraction. — Ayant fait asseoir le malade sur une chaise, on lui noue une serviette autour du cou, pour lui éviter les souillures possibles d'un vomissement ; un aide lui immobilise la tête et surtout les mains qui, instinctivement, chercheront à arracher le tube introduit ; puis on lui recommande de pencher légèrement la tête en avant, et, quand il sentira dans le pharynx l'extrémité de la sonde, de s'opposer aux mouvements nauséeux et de ne faire aucun effort de vomissement; au contraire de faire des mouvements de déglutition, comme nous faisons instinctivement lorsqu'une croûte de pain trop grosse s'est arrêtée dans notre gosier et que nous voulons la faire passer.

Ces précautions prises et ces recommandations données, on trempe la sonde tout simplement dans l'eau, de façon à humidifier ses parois pour la rendre ainsi plus glissante (il est inutile de la tremper dans l'huile, comme certains le font); puis, tandis que l'index et le médius de la main gauche sont introduits dans la bouche de façon à abaisser la langue et à oblitérer la glotte, avec la main droite tenant le tube comme une plume à écrire, d'un seul coup, mais sans brusquerie, on le fait pénétrer dans l'œsophage, où on le pousse ensuite progressivement jusque dans l'estomac en ordonnant au malade d'avaler; un index indique que l'on y est parvenu; au reste, à ce moment même, sans aspiration, par simple effort de vomissement, d'expression, le liquide gastrique monte dans le tube muni d'un index de verre où on le voit passer; alors on aspire avec la poire et on recueille le liquide dans un verre à pied. Il se peut que pendant ces manœuvres des morceaux trop gros, mal mastiqués, ou une bouillie trop épaisse obstruent le tube; on peut alors, en chassant un peu d'air à l'aide de la poire, le désobstruer; il est bon aussi de temps en temps, tout en évitant de trop irriter la sensibilité de la muqueuse gastrique, d'enfoncer ou de retirer un peu la sonde pour mieux recueillir tout le liquide.

Examen macroscopique. — Ce suc gastrique ainsi retiré donne déjà, examiné macroscopiquement, des renseignements utiles. En effet on y peut voir des aliments autres que ceux ingérés dans le repas d'épreuve et qui indiquent une stase gastrique évidente ; on y peut voir la présence de *glaires*, caractéristiques d'une gastrite catarrhale ; on y peut voir aussi parfois de nombreuses *bulles de gaz*, indices de sa fermentation.

On en mesure sa *quantité* ; normalement celle-ci peut être de 50 à 100 centimètres cubes ; on peut par conséquent conclure à un état pathologique quand celle-là dépasse cette normale. Sa *coloration* tantôt jaunâtre, gris sale, parfois verdâtre ou rougeâtre, ou encore brunâtre est assez importante à constater. Son *odeur*, qui est celle d'un liquide aigre, peut parfois devenir putride, comme dans le cas de stase, et servir au diagnostic.

Analyse. — Filtration. — On pratique ensuite la filtration et cela le plus près possible de l'extraction, car le liquide gastrique laissé à l'air subit rapidement des modifications qui fausseraient la valeur de l'examen chimique.

Recherche de l'acidité gastrique. — On recherche alors quelle est la réaction de ce liquide, à l'aide d'un papier de tournesol. A l'état normal, elle est moyennement acide; si donc elle est alcaline ou neutre, ou à peine acide, ou au contraire violemment acide, choses qui se jugent avec un peu d'habitude d'après le changement de coloration du papier bleu de tournesol, il y aura état anormal.

Mais ce qu'il est plus intéressant de déterminer, c'est le *taux de cette acidité*, d'une part, et d'autre part quels sont les acides qui la constituent et dans quelle proportion.

1° RECHERCHE DE L'ACIDE CHLORHYDRIQUE. — On peut de suite s'assurer s'il existe de l'HCl libre à l'aide du vert brillant qui vire au bleu; du papier rouge du Congo qui bleuit, ou du réactif de Günsbourg qui donne une coloration rouge vif dans une capsule chauffée.

2° DOSAGE DE L'ACIDITÉ TOTALE. — On recourt ensuite au dosage.

a) *Procédé de Töpfer, modifié par Albert Robin et Bournigault.* — Il permet en pratique de connaître ces différents termes du problème en quelques minutes. Ce procédé est basé sur le principe suivant : dans un liquide gastrique où sont mélangés plusieurs acides la saturation est élective et se produit d'abord sur les acides les plus forts; c'est-à-dire, dans le cas présent, que l'HCl libre, acide minéral, se sature le premier, puis les acides de fermentation, acides organiques et enfin l'HCl à l'état de combinaison organique.

Si donc, en présence d'indicateurs colorants très sensibles, on recherche l'acidité de ce liquide à l'aide d'une solution de soude, on peut doser à la fois et l'acidité totale et la valeur de chacun des acides qui la constituent.

On opère de la façon suivante : sur une feuille de papier blanc qui permet de mieux juger les différentes teintes par lesquelles passe le liquide examiné, on dispose deux petites capsules en verre que l'on inclinera pendant les opérations de telle sorte que le liquide, glissant sur les parois du verre, dégarnisse le fond et que l'on puisse examiner le ménisque supérieur en couche mince.

Dans la première capsule, on verse 5 centimètres cubes de liquide gastrique, et à l'aide d'un flacon compte-gouttes on ajoute 2 ou 3 gouttes de la solution de diméthylamidoazobenzol, $0^{gr}{,}25$ p. 100 d'alcool à 90° (flacon DAAB) ; dès qu'on verse ces gouttes, s'il y a de l'HCl libre, l'essai prend une superbe teinte rouge-groseille (fig. 7).

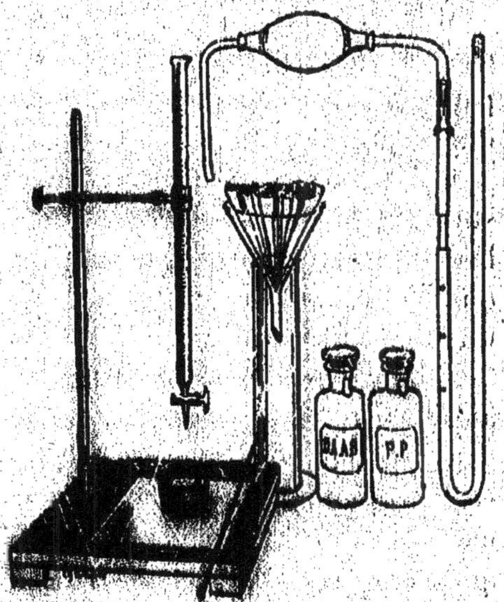

Fig. 7. — Outillage nécessaire et, comme on le voit, peu encombrant pour pratiquer l'examen chimique du suc gastrique.

Alors, à l'aide d'une burette de Mohr divisée en

dixièmes de centimètre cube, on verse dans le liquide une liqueur de soude titrée de telle sorte que 1 centimètre cube sature $0^{gr},005$ d'HCl jusqu'à ce qu'on arrive à la teinte orange ; on lit sur la division de la burette graduée le chiffre obtenu qui donne la quantité d'HCl libre contenue pour 1000 ; exemple : 1 centimètre cube = 1 gramme. C'est ce que l'on désignera par le terme H.

On pousse ensuite de l'orange à la teinte jaune d'or, et on lit la nouvelle division de la burette, dont le chiffre correspond à la quantité d'acides de fermentation exprimée en HCl, que l'on désigne par le terme F.

On ajoute alors 1 ou 2 gouttes d'une solution alcoolique de phénolphtaléine (2 gr. p. 100 d'alcool à 90°) (flacon PP) ; et on continue à verser la solution titrée de soude jusqu'à obtenir le rouge franc de la phénolphtaléine ; on lit à nouveau la division de la burette et le chiffre total donne ainsi le chiffre de l'acidité totale A ; pour obtenir la quantité d'acide chlorhydrique combiné, on retranche H + F de A et l'on a ainsi C.

b) *Procédé de contrôle.* — Dans le second verre on peut du reste faire un *procédé de contrôle*. On prend 5 centimètres cubes de liquide gastrique dans lequel on ajoute 2 gouttes d'hématoxyline (solution : 1 gr. dans 100 gr. d'alcool) ; et à l'aide de la solution titrée de soude on obtient le virage au bleu quand H + F sont saturés, ce qui permet en les retranchant de l'A de la première opération d'obtenir C, qui, si le résultat est exact, doit être le même que précédemment.

3° RECHERCHE DES ACIDES DE FERMENTATION. — On peut rechercher ensuite si l'on veut quel est l'acide de fermentation existant dans le liquide examiné pour traduire le chiffre F, exprimé en HCl, en acides lactique, butyrique ou acétique; à l'aide du réactif d'Uffelmann, préparé en ajoutant 1 goutte de perchlorure de fer à 20 centimètres cubes d'une solution aqueuse d'acide phénique à 1,25 p. 100, on voit, s'il existe de l'acide lactique dans le liquide gastrique, la teinte améthyste du réactif prendre une coloration jaune-serin; en cas d'acide acétique, une coloration rougeâtre. On peut de même déceler cet acide acétique en mélangeant parties égales de liquide gastrique et d'alcool à 90° avec 2 gouttes d'acide sulfurique et en chauffant le mélange; il se dégage dans ce cas une odeur de pomme de reinette; dans le cas d'acide butyrique, une odeur d'ananas.

Cette méthode d'examen des plus simple peut être complétée par la suite par la recherche du degré de la digestion des divers aliments du repas d'épreuve, et aussi par la recherche de la valeur de la pepsine et du lab-ferment de l'estomac qu'on étudie.

4° EXAMEN DU SUC GASTRIQUE. — *Procédé de Hayem et Winter.* — Il demande un outillage un peu plus compliqué que le précédent et qui, par suite, est moins applicable en pratique. Pour nous qui avons employé ces deux procédés indifféremment, nous les avons trouvés dans tous les cas comparables; une seule chose les recommande : le premier s'adresse de préférence aux médecins qui peuvent le pratiquer le plus simplement du monde dans leur cabinet ; pour s'en rendre compte il n'y a qu'à jeter un coup d'œil sur la figure 7 qui représente l'outillage nécessaire au complet ; le deuxième, plus précis peut-être, s'adresse de préférence aux chimistes et aux pharmaciens, ou aux médecins possédant un laboratoire.

On dépose, dans trois capsules de porcelaine a, b, c, 5 centimètres cubes de liquide stomacal filtré. Dans la capsule a, on verse un excès de carbonate de soude qui entraîne tout le chlorure à l'état de chlorure fixe et servira à doser le chlore total T. On porte ensuite à l'étuve à 100° les trois capsules jusqu'à dessiccation complète.

On reprend la capsule a, on la calcine et on reprend le résidu par l'eau acidulée d'acide acétique ; on fait bouillir pour chasser l'excès de CO^2, on neutralise par du carbonate de soude pur ; puis on filtre et on dose le chlore à l'aide de la solution décinormale d'argent en présence du chromate neutre de potasse.

Dans la capsule b qui, par le fait de sa dessiccation à 100°, a été privée d'HCl libre, on dépose un excès de carbonate de soude qui fixe le chlore restant que l'on dose comme le chlore total dans la capsule a. La valeur obtenue, soustraite de la précédente, donnera la quantité d'HCl évaporée H.

Quant à la capsule c déjà desséchée par son passage à l'étuve à 100° qui a permis l'évaporation d'HCl libre comme dans *b*, on la calcine directement sans addition de carbonate de soude, de façon à détruire toutes les combinaisons organiques du chlore ; il ne reste plus que les chlorures fixes que l'on dose comme précédemment ; c'est la valeur F.

Connaissant F (chlorures fixes), si on le retranche de la valeur fournie par la capsule *b* (chlore total) T — (HCl libre) H, on obtient HCl combiné aux matières organiques C.

Quant à l'acidité organique, on la déduit de la comparaison des chiffres de l'acidité totale et des composés chlorés ; ayant remarqué qu'à l'état normal cette acidité totale est sensiblement égale à HCl libre + HCl combiné, et que le rapport qui s'en déduit est voisin de l'unité ; que, s'il y a des acides organiques en grande quantité dans un suc gastrique, l'acidité totale augmente tandis que HCl reste stationnaire, ou que le coefficient *a* s'élève au-dessus de l'unité ; il en résulte que l'élévation de la valeur *a* est proportionnelle à la quantité des acides organiques.

Recherche de la mucine. — Cette analyse chimique du résidu gastrique peut encore être poursuivie de la façon suivante : on recherche la *mucine* en ajoutant dans le liquide à examiner quelques gouttes d'acide acétique qui y produisent un précipité louche s'il en existe en notable quantité ; puis on étudie le *degré de transformation des albuminoïdes.*

Recherche du degré de digestion des albuminoïdes. — Un centimètre cube de liquide gastrique, chauffé à la flamme d'une lampe à alcool, donne un précipité blanc floconneux s'il existe des albuminoïdes non transformés.

Avec 1 centimètre cube de liquide gastrique, neutralisé par la soude qui précipite l'HCl combiné aux albuminoïdes, on obtient, s'il y a lieu, un précipité floconneux correspondant à ces dernières, c'est-à-dire aux *syntonines*.

On filtre ce précipité, on ajoute une égale quantité de solution saturée de NaCl et on acidifie avec l'acide acétique ; les *propeptones* se précipitent à froid ; la chaleur les fait redissoudre.

Enfin, prenant toujours 1 centimètre cube de liquide gastrique qu'on neutralise par la soude, on ajoute quelques gouttes de liqueur de Fehling, on obtient ainsi par la réaction du biuret une belle teinte rose s'il existe des *peptones*.

Recherche de la digestion des féculents. — La *recherche de la digestion des féculents* peut être faite par des procédés analogues. On prend 1 centimètre cube de liquide gastrique ; on le traite par la solution iodo-iodurée (I, 1 gr.; IK, 2 gr.; H^2O, 100 gr.) qui donne une coloration bleue s'il existe de l'*amidon*; rouge, s'il existe de l'*érythrodextrine*; rose, de l'*achroodextrine*; violet s'il y a mélange d'*amidon et d'érythrodextrine* ; enfin, en chauffant légèrement 1 centimètre cube de liquide gastrique en présence de 2 centimètres cubes de liqueur de Fehling, on obtient, par réduction de cette liqueur, une teinte rouge-brique qui indique la présence du sucre. Cette gamme de teintes renseigne donc sur le *degré d'élaboration des hydrates de carbone.*

Dosage de la pepsine. — Enfin l'on peut encore, si l'on possède une étuve à 37° et un matériel de laboratoire plus complet, car la plupart des examens précédents peuvent se faire sans aucune espèce de laboratoire, rechercher la *quantité de pepsine et de lab* contenue dans le suc gastrique ; ces deux dernières recherches étant d'un grand intérêt pour le diagnostic différentiel du cancer de l'estomac et de la gastrite atrophique chronique. Pour la recherche de la pepsine, on a recours au procédé de Mette basé sur le principe d'une digestion secondaire qui se pratique de la façon suivante : 5 centimètres cubes de liquide gastrique sont mélangés dans un ballon avec 45 centimètres cubes de solution d'HCl à 2 p. 1000. Dans ce ballon on met des petits tubes d'albumine coagulée, et le tout est porté à digérer à l'étuve à 37° pendant vingt-quatre heures. Il n'y a plus qu'à lire ensuite sur une lame porte-objet graduée au 1/5 de millimètre sous le microscope la longueur de la quantité d'albumine digérée. Connaissant le chiffre qui correspond à la normale, on peut mesurer comparativement la valeur de la sécrétion pepsique.

Recherche quantitative du lab. — La *recherche du lab* se fait d'une façon analogue. On neutralise dans 4 centimètres cubes de liquide gastrique l'acidité totale par la quantité de soude nécessaire ; puis, ayant préparé dix tubes contenant chacun 10 centimètres cubes de lait stérilisé, on fait dans chacun de ces tubes des dilutions successives de 1 jusqu'à 10 du liquide à examiner, et on porte à l'étuve. Sachant que normalement la coagulation se fait entre le quatrième et le cinquième tube, on peut en déduire aisément la plus ou moins grande quantité de lab contenue dans le liquide gastrique en question.

Enfin, pour terminer avec ces méthodes d'exploration chimique de l'estomac, disons encore que l'on peut pratiquer la recherche des produits de fermentation, mais ce sont là des recherches plutôt expérimentales que cliniques et nous renvoyons pour leur description aux traités spéciaux.

2° **Étude de la motricité gastrique.** — A côté de ces méthodes de laboratoire qui empruntent à la chimie leur méthode d'analyse pour explorer la fonction de l'estomac, il nous faut dire un mot de celles qui relèvent du domaine de la physique, je veux dire la recherche de la *motricité gastrique par le cathétérisme*, de *ses dimensions par la gastroscopie*, la *gastrodiaphanie*, ou *l'emploi des rayons Röntgen* et *des solutions bismuthées*.

Dans le premier cas, pour l'étude des fonctions motrices (Leube, Klemperer et beaucoup d'autres), on aura recours à des artifices dont le plus simple semble être le procédé de Mathieu et Reymond. Connaissant la quantité de liquide normalement contenue dans un estomac, ils se proposent, par la méthode des dilutions, de rechercher la quantité de liquide contenue dans l'estomac à examiner, une quantité supérieure constituant une présomption à la stase.

Ayant donc au préalable enlevé une quantité donnée de suc gastrique échantillon, on ajoute 200 centimètres cubes d'eau, on brasse le tout par plusieurs appels de siphonage, et on prélève un nouvel échantillon, si bien qu'on peut, par l'équation suivante :

$$V = \frac{v + a'q}{a - a'},$$

calculer la quantité de liquide contenue dans l'estomac avant la prise du premier échantillon V, v étant la quantité du liquide d'échantillon prise la deuxième fois, a l'acidité du premier échantillon, q la quantité d'eau ajoutée, a' l'acidité du deuxième échantillon.

M. Mathieu a modifié ce procédé, en recherchant cette quantité non plus par le taux de l'acidité des échantillons examinés, mais par la dilution d'une masse inerte adjointe à un repas d'épreuve, dont elle ne trouble pas la digestion : l'huile finement émulsionnée.

3° **Gastroscopie et gastrodiaphanie.** — Quant à ce qui est de la mesure de l'estomac par la *gastroscopie* ou la *gastrodiaphanie,* procédés qui à l'aide d'une lampe électrique permettent une sorte de toucher optique, outre qu'il sont malaisés, ils peuvent être d'un maniement dangereux et ne sont que rarement employés.

4° **Rayons Röntgen.** — Nous signalerons encore le procédé de Roux et Balthazard, utilisant les *rayons Röntgen,* après avoir obtenu l'opacité du milieu stomacal en mélangeant intimement aux aliments solides ou liquides du sous-nitrate de bismuth, sel insoluble, non toxique, et fort opaque aux rayons X (15 à 20 gr. dans 100 gr. d'eau).

5° Examen microscopique et bactériologique du chyme. — Pour être complet sur ces méthodes de laboratoire relatives à l'examen de l'estomac, il faudrait encore dire un mot de l'examen *microscopique et bactériologique* du liquide gastrique, mais ces procédés ne fournissent pas de données d'une utilité clinique assez pratique pour rentrer dans le cadre de ce volume, et nous renvoyons ceux que la question intéresse à la thèse (1) de notre ami Coyon, entre autres, pour connaître de la bactériologie de l'estomac.

3° PROCÉDÉS D'EXPLORATION DE L'INTESTIN. EXAMEN DES FÈCES.

De l'importance de l'examen clinique des fèces. — « L'importance de l'examen clinique des fèces est depuis longtemps reconnue de tous. Sans vouloir remonter jusqu'au livre hippocratique des *Coaques*, nous trouverions maints exemples plus récents dans la littérature médicale pour soutenir cette opinion. Cependant, jusqu'à ces dernières années, nos connaissances à leur sujet sont demeurées bien restreintes. » Telle est la phrase que nous écrivions en tête de l'introduction de notre thèse où se trou-

(1) COYON, *Flore microbienne de l'estomac*, 1900.

vent relatés, avec le souci d'avoir été le plus complet possible, les nombreux travaux accomplis sur ce sujet, dont quelques-uns seuls ont une application diagnostique.

On se préoccupe en effet très rarement en clinique de l'examen des fèces, et le plus souvent, sauf quelques cas particuliers, on déduit plutôt de la maladie existante ou présumée la composition des matières stercorales qu'on ne tire de cette composition un élément de diagnostic comme on en tire un de l'analyse du liquide gastrique. N'est-il pas évident cependant, par les nombreux travaux accumulés sur l'estomac et sur ses sécrétions, que l'examen du chyme retiré après repas d'épreuve a permis de mieux envisager l'étude des dyspepsies et de les mieux traiter. Cependant qu'à l'envi physiologistes et médecins examinaient ainsi le résidu de la digestion stomacale pour en tirer des déductions cliniques et thérapeutiques des plus utiles, l'intestin, pour être plus tard venu dans l'expérimentation physiologique, moins connu dans son rôle, n'a point encore profité d'une méthode semblable. Nous pensons qu'il en pourrait bénéficier peut-être si l'on s'attachait davantage à cette étude, et croyant que, s'il y avait intérêt pour le savant à connaître des fèces, il y aurait peut-être aussi pour le praticien utilité à posséder des notions d'une *coprologie clinique* qui, à côté des symptômes physiques et fonctionnels du malade, le renseignement d'une façon certaine sur les troubles du tube intestinal, nous avons eu surtout l'idée de l'utiliser pour l'*exploration fonction-nelle de l'intestin*, cherchant, suivant l'expression de Pawlow, à mettre en harmonie les données expé-rimentales du laboratoire avec les données cliniques que nous recueillions chaque jour par l'observation du malade. C'est ainsi que, faisant de la physiologie appliquée, nous avons cru pouvoir formuler quel-ques notions précises permettant de reconnaître par l'examen des fèces les désordres fonctionnels des diverses parties de l'intestin. Ce sont ces formules qu'à côté de celles de quelques auteurs qui se sont occupés du même sujet nous rappellerons dans le chapitre de séméiologie clinique.

Technique de l'analyse des fèces. — Pour l'ins-tant, laissant de côté toutes les déductions intéres-santes que l'étude des fèces pourrait nous fournir soit au point de vue de l'*étude de la nutrition*, soit au point de vue du *diagnostic de certaines lésions*, soit encore pour *l'étude de certains problèmes d'épidémiologie*, ou l'*établissement des règles d'hy-giène alimentaire*, nous n'exposerons ici dans cette *séméiologie lexicographique* que les différents moyens pratiques d'examiner les fèces, en d'autres termes la *technique de cette analyse*.

Nécessité d'un repas d'épreuve. — De même que pour l'étude du liquide gastrique, cet examen doit tout d'abord partir *d'un repas d'épreuve* logique-ment composé, mettant en jeu l'activité spéciale des différentes glandes intestinales dont on désire con-naître la valeur fonctionnelle ; d'autre part, il faut avoir à sa disposition un moyen commode de *délimiter* aussi exactement que possible les résidus fécaux correspondant à ce repas.

Nécessité de délimiter les fèces. — Nous ne voulons point répéter dans ce petit opuscule sur quelles bases est établi le régime d'épreuve que nous proposons ; nous renvoyons le lecteur aux expériences qui les ont déterminées et dont il trouvera l'exposé tout au long dans notre thèse ; nous devons cependant dire ici que ce repas correspond à la capacité digestive d'un intestin d'homme normal, et que sa composition est telle qu'en cas d'une bonne digestion on ne doit retrouver qu'avec peine des aliments ingérés sous la forme où ils ont été donnés ; que ceux-ci doivent tous être transformés et pour la plupart utilisés ; en sorte que le degré d'utilisation de ces aliments nous renseignera sur le fonctionnement de l'intestin et de ses glandes ; il est bien évident que dans cette recherche on ne devra avoir en vue que les parties des fèces correspondant aux ingesta, et nullement celles qui proviennent de l'usure des tissus, qui, comme le prouvent surabondamment les expériences d'Hermann sur une anse isolée d'intestin de chien, ou les constatations faites chez des jeûneurs, entrent pour plus de moitié dans la constitution totale des matières fécales. Nous nous expliquerons sur ce point au cours des recherches chimiques, et nous renvoyons encore le lecteur, pour la critique de cette méthode, au passage de notre thèse qui en traite.

Composition du repas d'épreuve. — Ce repas sera donc composé de la façon suivante : pain blanc 100 grammes, viande de bœuf 60 grammes, beurre 30 grammes, lait 500 grammes, pommes de terre 100 grammes.

J'ai envisagé ces proportions dans leur maximum ; on peut les modifier suivant les exigences du malade ; mais il est nécessaire en tout cas d'en déterminer le poids avec la plus grande exactitude pour que, si l'on a recours à l'examen chimique des fèces, l'opérateur puisse calculer approximativement d'après des tables générales, telles que celles de Balland, la quantité d'aliments simples contenus dans les aliments composés et les comparer ensuite aux excreta. Cette précaution est inutile si l'on ne doit avoir recours qu'à un examen microscopique, en pratique souvent suffisant, à condition toutefois de ne pas excéder les chiffres ci-dessus cités qui pourraient dépasser la capacité digestive.

Procédé de délimitation des fèces. — Quant au mode de délimitation des fèces, il est très simple. Nombreux sont les procédés qu'on pourrait employer (1). Le plus commode nous a semblé l'*emploi de la poudre de carmin*, mélangée aux repas d'épreuves, et que l'on administre sous forme de cachet au commencement, au milieu et à la fin du repas. Ce repas doit être pris à jeun ou assez longtemps après l'absorption du précédent repas ;

(1) Voy. GAULTIER, *Essai de coprologie clinique*, p. 22.

en général le matin au petit lever, le dernier repas,
frugal, ayant été fait la veille au soir à 7 heures
par exemple. On reconnaît facilement les matières
colorées en rouge par le carmin qui correspondent
au repas d'épreuve, et on les recueille en totalité.
Si on dispose d'un peu de temps, on peut pendant
deux jours mettre le malade au régime lacté, puis
le matin du troisième jour lui faire absorber un
repas d'épreuve avec ses trois cachets de carmin;
et six à huit heures après, on le remet au régime
du lait pendant une journée; si bien que les fèces
rouges apparaissent nettement entre les fèces grises
du régime lacté, d'odeur moins repoussante.

Ce procédé n'est naturellement applicable qu'aux
adultes; chez l'enfant, du reste, il suffit le plus
souvent d'examiner macroscopiquement et micros-
copiquement les fèces pour avoir des données suffisantes sur l'état de son tube digestif. Si l'on vou-
lait doser chimiquement les excreta par rapport aux
ingesta, il faudrait avoir recours aux moyennes,
et, sachant par exemple la quantité d'aliment (lait,
farine ou toute autre chose) absorbée pendant six
jours, recueillir pendant trois jours les matières
fécales de cet enfant. Mais nous laisserons de côté
cette étude particulière des fèces chez l'enfant dont
nous nous sommes peu occupé, si ce n'est cependant
avec notre confrère M. le Dʳ Juillet, qui, dans sa
thèse récente sur les selles blanches du nourrisson,
a bien voulu s'inspirer de nos méthodes de recherches; et nous n'insisterons ici que sur la méthode

générale facilement modifiable dans les cas particuliers et dont le type que nous décrivons est surtout applicable à l'adulte.

Modèle d'analyse. — Suivant l'ordre d'un modèle d'analyse que nous avons maintes fois employé, nous avons à envisager différents caractères.

I. *Les caractères physiques généraux des fèces.* — Poids. — Dans le cas de fonctionnement normal, le repas d'épreuve ci-dessus doit donner environ 100 grammes de fèces fraîches. Un écart de poids supérieur au précédent, sans avoir par lui-même une grande importance, peut cependant déjà indiquer deux choses, soit une augmentation des produits d'usure du tube digestif, d'ordre pathologique, soit une digestion ou une absorption incomplète des ingesta, hypothèses que l'on pourra vérifier par l'examen macroscopique, microscopique ou chimique des fèces.

Consistance. — La consistance normale doit être ferme; liquides ou mal liées, pâteuses, comme du mastic ou de la pommade, les fèces présentent dans ces cas un certain intérêt clinique, car elles doivent ces modifications à des changements dans leur composition que des examens ultérieurs permettent également de reconnaître.

Forme. — La forme offre aussi son intérêt clinique; moulées à l'état normal, les selles peuvent avoir une apparence ovillée, dure, sèche; ce sont des scybales comme dans l'entérite muco-membraneuse; elles ont un aspect rubané, comme passé à la filière dans les cas de rétrécissement du rectum.

ODEUR. — L'odeur peut aussi aider au diagnostic, si l'on envisage le fait qu'avec le repas précédent, surtout si on le fait précéder d'un régime lacté pendant deux jours, les fèces n'ont qu'une odeur à peine désagréable ; toute odeur putride, infecte, nauséabonde, indiquera des fermentations digestives que l'analyse ultérieure précisera.

COULEUR. — Quant à la couleur, elle ne peut être ici d'aucun intérêt, puisque par le carmin les fèces sont colorées en rouge, en sorte que cette notion de coloration perd l'importance qu'elle a dans la pratique courante. Il est néanmoins utile de recueillir du malade lui-même les différences de coloration qu'il a pu observer dans ses matières avant le repas en question. On peut en effet distinguer la coloration ordinaire brunâtre des matières colorées par la bile, de la décoloration par absence de bile, ou de la surcoloration par excès de bile ; les selles bilieuses de la fièvre typhoïde des selles verdâtres des diarrhées acides, la coloration du méléna ou les selles sanguinolentes, lavure de chair de la dysenterie.

II. *Les caractères macroscopiques des fèces.* — RESTES DE NOURRITURE. — A l'état normal, avec le repas d'épreuve, il ne doit point y avoir trace de restes de nourriture dans les matières ; l'apparition de ceux-ci indiquera donc un trouble dans le fonctionnement intestinal.

PRODUITS PATHOLOGIQUES DE L'INTESTIN. — De même il ne devra point exister de produits pathologiques de l'intestin. La présence de ceux-ci aura donc une grosse importance.

GLAIRES. — Tantôt ce seront de véritables *glaires* de coloration gris jaunâtre qui recouvriront la masse des matières fécales, ou se trouveront plus ou moins intimement mélangées avec elles et que, pour les rendre plus visibles, on peut faire apparaître en triturant les selles avec de l'eau et en laissant écouler ensuite le liquide le long des parois du verre sur lesquelles il laissera sa traînée glaireuse caractéristique.

MEMBRANES. — Parfois on y peut voir de véritables *membranes*, des lambeaux d'aspect fibrineux, des filaments cylindroïdes rubanés, qu'on a pu confondre avec des débris de tænias; quelquefois ce sont des *flocons* à bords irréguliers.

MUCUS. — Enfin on peut y voir des petites *boulettes jaunâtres*, de consistance gélatineuse, analogues à des grains de sagou cuits, intimement mélangées aux fèces, qui, bien que considérées par certains auteurs comme des débris d'aliments végétaux, sont en général reconnues, notamment par Kitawaga, comme formées de mucus. L'apparition dans les selles de ces *glaires*, de ces *membranes*, de ces *grumeaux*, de ces *flocons de mucus*, si bien étudiés par Nothnagel, est de la plus haute importance clinique, car, manquant totalement à l'état normal, sauf dans les premiers jours de la naissance où ils sont expulsés avec le méconium, ils marquent l'*indice d'une altération inflammatoire de l'intestin*. Autant que la forme, la consistance et la couleur de ces traces de mucus sont variables avec les détritus alimentaires qui entrent dans leur composition ; souvent la bilirubine et la biliverdine leur donnent une coloration orange foncé, jaune d'or ou verte. On sait l'importance diagnostique que Nothnagel attache à la constatation de ces différentes variétés de mucus. Pour cet auteur, du *mucus pur*, non mélangé aux matières, plus ou moins épais et transparent, indique une *lésion de la partie inférieure du gros intestin*. Au contraire, si on trouve un *mélange de lambeaux de mucus avec des fèces mal liées*, on peut en conclure qu'il y a *altération du segment supérieur du gros intestin* ; et d'autant plus les particules de mucus seront fines et mélangées avec les matières, d'autant plus il y aura des raisons de croire que les altérations portent sur un point plus élevé de la muqueuse intestinale, comme par exemple de l'intestin grêle ; dans ce dernier cas, les grains de mucus seraient, d'après cet auteur, souvent colorés en vert par la bile et se montreraient non digérés avec des détritus alimentaires, parce que la traversée iléo-colique se serait faite rapidement.

Pus. — La constatation de *pus* est encore une notion clinique de grande importance, sur laquelle il nous semble inutile d'insister, non plus du reste que sur la constatation de *débris de tumeurs*.

Vers intestinaux. — Ce n'est pas non plus le lieu de décrire ici les *vers intestinaux*, les *nématodes* ou vers ronds, vers cylindriques allongés, sans segmentation et sans articulation marquée, tels qu'*ascarides*, *trichocéphales*, *oxyures*, *ankylostome duodénal*, les deux premiers reconnaissables macroscopiquement, les deux derniers plus facilement visibles sous le microscope ; les *cestodes* ou vers plats, vers rubanés, *tænias* et *bothriocéphales*, les premiers à anneaux plus longs que larges, les seconds au contraire à anneaux plus larges que longs, d'où le nom de *B. latus* ; cette description des vers intestinaux appartient à l'helminthologie, et ne rentre qu'accessoirement dans la coprologie ; enfin c'est par hasard qu'on peut rencontrer des traces de leur présence au cours du repas d'épreuve, et on peut les étudier en dehors de celui-ci.

Calculs et concrétions. — Il n'est pas non plus nécessaire d'un repas d'épreuve pour rechercher macroscopiquement dans les fèces les *calculs et concrétions intestinales* qu'on y peut rencontrer ; néanmoins, on peut les y trouver par hasard, et il est bon de savoir les distinguer. Pour les rechercher, le procédé le plus simple est de tamiser sur un mince filet d'eau une partie des matières soumises à l'examen ; pour les reconnaître, il faut savoir que les graviers intestinaux, *entérolithes*, sont, pour la plupart, gros comme des pépins d'orange, au plus comme une noisette, qu'ils sont de coloration blanc jaunâtre, très friables, quelques-uns hérissés de petites pointes coniques ; quand on les brise, on ne trouve pas de noyau central ; ils sont de constitution homogène ; l'examen chimique achèvera de les différencier. Les *coprolithes* sont des concrétions de dimensions des plus variables, parfois très volumineuses; ils sont de coloration noirâtre, foncée comme l'est la matière fécale dont ils sont composés; les *calculs appendiculaires* n'en sont qu'une variété; habituellement durs, parfois mous, à la coupe ils apparaissent comme constitués de couches concentriques, dont le noyau est plus clair que l'enveloppe (1); enfin les *calculs biliaires* sont de forme unie ou régulière, de coloration jaune vert ou noire, apparaissant, sur une coupe, comme constitués au centre d'un noyau formé de débris épithéliaux, tandis que la couche moyenne translucide est constituée par des couches parallèles de cristaux de cholestérine, et que l'écorce est représentée par des couches concentriques de sels calcaires, blanchâtres, ou de dépôts pigmentaires mamelonnés, brunâtres ou verdâtres.

SANG. — Il faut encore savoir reconnaître la *présence du sang*; cela n'est pas toujours facile, quand il adhère aux matières, parce qu'alors l'hémoglobine rouge se transforme en hématéine brune pendant la traversée digestive; quand il y a une grande quantité de sang dans les matières, celles-ci prennent la coloration noirâtre bien connue du *mélæna*; mais cette coloration peut être simulée par l'absorption de médicaments tels que le bismuth, et il est nécessaire de savoir par conséquent distinguer quand c'est véritablement le sang qui est en cause.

(1) Le laboratoire de la clinique médicale de M. le professeur Dieulafoy en possède de superbes échantillons dont quelques-uns ont été reproduits dans les dernières éditions de son *Manuel de Pathologie interne*.

Il n'y a qu'un procédé réellement sûr : c'est le procédé *spectroscopique*, qui permet de déceler dans les matières, soit le spectre de l'oxyhémoglobine, soit celui de l'hématéine, suivant le degré de digestion du sang, ce qui permet jusqu'à un certain point de préjuger de sa provenance, car, selon la durée de son séjour dans l'intestin, l'hémoglobine du sang subit une décomposition plus ou moins grande.

III. *Les caractères microscopiques des fèces.* — Mais si déjà par l'examen macroscopique on a pu acquérir certaines notions utiles sur l'état du tube digestif, avec l'*examen microscopique* nous allons en acquérir de nouvelles du plus haut intérêt.

Procédé d'examen. — Cet examen est très simple, et réellement peu répugnant ; il est à la portée de tous ceux qui savent manier un microscope. Il suffit de prélever à l'aide d'une spatule des parcelles de matières fécales que, suivant leur consistance, on délaiera ou non dans l'eau et qu'on écrasera entre une lame porte-objet et une lamelle couvre-objet. Dans certains cas on peut, mais c'est là compliquer la technique, triturer les matières dans un peu d'eau et *centrifuger* ensuite le tout pour n'examiner que le culot de centrifugation ; il est vrai d'ajouter qu'ainsi on peut altérer certaines particules intéressantes à analyser, telles que les débris de végétaux. Dans cette centrifugation, on peut encore *séparer* les différentes parties en traitant successivement le culot par des acides, de l'alcool ou de l'éther, de façon à dissoudre certaines d'entre elles et à ne conserver que celles que l'on désire examiner; c'est un procédé analogue par exemple à celui qui consiste à détruire les globules rouges dans une préparation de sang pour mieux

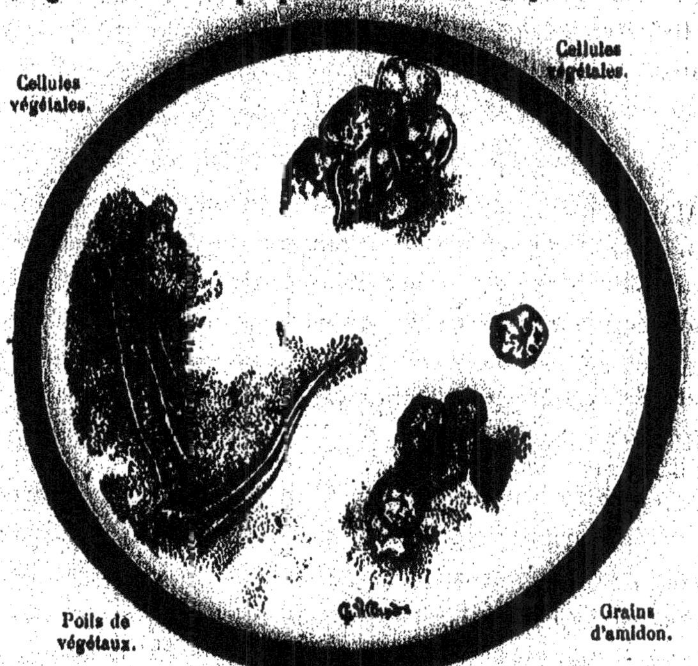

Fig. 8. — Aspect microscopique de différentes espèces d'*aliments végétaux* apparaissant dans les fèces d'individus atteints de *troubles fonctionnels ou organiques de l'intestin grêle.*

numérer les globules blancs. Enfin on peut encore employer différents *réactifs microchimiques* pour caractériser ces particules microscopiques, et cela suivant leur nature; on aura recours soit aux solutions aqueuses d'éosine, de bleu de méthylène.

de safranine, soit à l'acide osmique à 20 p. 100, à la solution iodo-iodurée (1 gr. d'I pour 2 gr. d'IK), à l'alcool, à l'éther, au chloroforme, à l'acide acétique à 30 p. 100, à l'acide chlorhydrique concentré et dilué à 3 et 5 p. 100; et on peut monter les préparations dans la glycérine.

Avec le repas d'épreuve ci-dessus, on peut considérer au microscope dans les fèces des débris plus ou moins considérables de cellules végétales, de fibres musculaires, de tissu conjonctif et de graisses, sous leurs différents états, qu'il faut savoir caractériser.

CELLULES VÉGÉTALES. — Les *aliments végétaux* introduits dans le repas d'épreuve l'ont été dans de telles proportions et sous une forme telle qu'ils doivent être, à l'état normal, facilement digérés et absorbés. Quand donc on constatera, soit des granules d'amidon presque entiers, comme on représente la figure 8, avec des débris de pain blanc en assez grande abondance, on pourra conclure à un trouble dans le fonctionnement digestif, et plus particulièrement à une *altération de l'intestin grêle*.

FIBRES MUSCULAIRES ET FIBRES ÉLASTIQUES. — Sans avoir besoin de recourir au procédé de numération un peu compliqué de Kermauner, la simple constatation de *fibres musculaires* et de *fibres élastiques* dans les fèces de notre repas d'épreuve est à son tour un autre indice d'un trouble fonctionnel de l'intestin, et plus particulièrement d'un *trouble pancréatique et intestinal*. On reconnaît facilement avec un fort grossissement les fibres musculaires,

bien que plus ou moins altérées, à leur coloration
jaunâtre, leur aspect gonflé et leur striation transversale ; quant aux fibres élastiques, résistant habituellement à l'attaque des sucs digestifs, leur présence

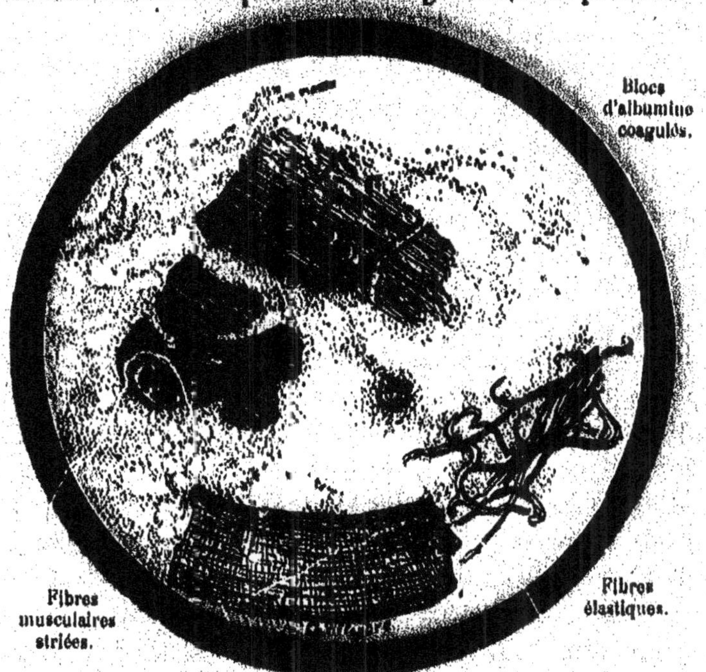

Fig. 9. — Aspect microscopique des fèces d'individu présentant
un *trouble fonctionnel de la glande pancréatique*; les *fibres
musculaires striées*, les *fibres élastiques*, l'*albumine coagulée*
n'ont subi que des transformations incomplètes.

n'a de signification qu'en cas de grande abondance ;
elles sont facilement reconnaissables à leur double
contour et à leur forme tortueuse (fig. 9). Accompa-
gnant ces troubles de digestion des aliments d'ori-

gine animale, on voit généralement aussi des grains
de coloration jaunâtre, disposés en amas et décrits
par Nothnagel comme des fragments d'albumine coagulée non digérée, qui sont aussi l'indice de troubles
de la fonction pancréatique.

GRAISSES. — **Dans d'autres circonstances, ce sont**

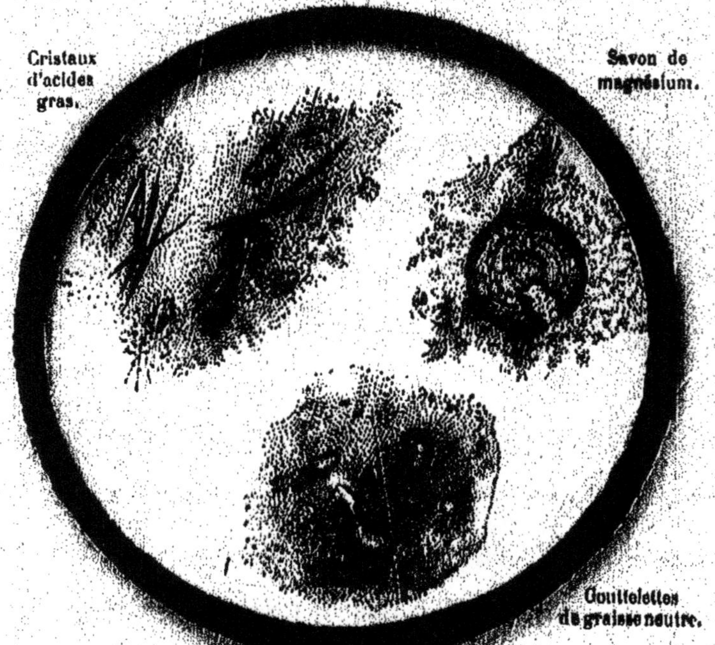

Fig. 10. — Aspect microscopique de la *graisse* sous ses divers
états dans les fèces d'individu présentant des symptômes de
dyspepsie duodénale.

des *gouttelettes de graisse* que l'on peut dissoudre
par l'éther ou le chloroforme, les unes d'aspect
amorphe, les autres reluisantes, plus ou moins

colorées en jaune, prenant une coloration noire plus ou moins foncée par l'acide osmique; on y peut voir aussi des *cristaux aciculés d'acides gras* dont une des formes est représentée par la figure 10; ou encore des *savons jaunes de calcium* aux contours plus souvent cassés, polygonaux, des *savons de magnésium* dont un beau type est représenté sur cette même figure 10.

La constatation de ces différentes particules graisseuses est d'une importance capitale, que soulignera plus loin l'examen chimique; *la plus ou moins grande abondance de graisses neutres, d'acides gras ou de savons, leur proportionnalité pouvant indiquer, soit un trouble des fonctions biliaires, soit un trouble des fonctions pancréatiques, ou encore des altérations intestinales.*

GLOBULES ROUGES, GLOBULES BLANCS, CELLULES ÉPITHÉLIALES. — Quant aux produits pathologiques que le microscope permet de reconnaître dans les fèces, ils sont d'un moindre intérêt. Ce peut être, mais ce sont là des cas exceptionnels, des *globules rouges*; pour cela il faut que le sang provienne des parties inférieures du tube digestif, sinon ces éléments ont été détruits par l'action des sucs digestifs. Par contre, on y peut voir des *globules blancs* plus ou moins dégénérés qui indiquent un *processus ulcéreux de l'intestin.*

Il est assez fréquent de voir ces leucocytes en même temps que des *cellules épithéliales cylindriques* déformées, incolores ou colorées en jaune,

au cours des *altérations catarrhales du tube intestinal*; on y peut voir aussi des cellules d'*épithélium
pavimenteux* qui proviennent de l'*orifice de l'anus*.

CRISTAUX. — Enfin on y peut rencontrer des
cristaux de formes variées, tels par exemple que les

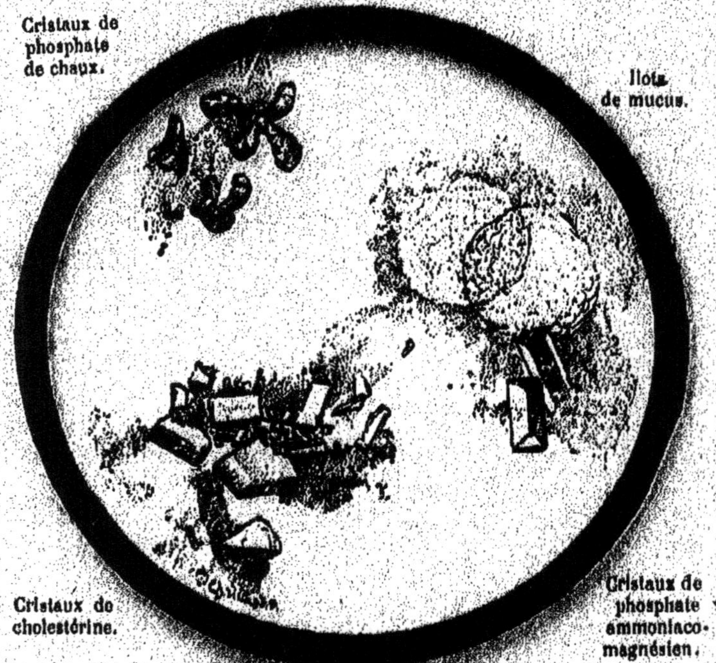

Fig. 11. — Aspect microscopique de mucus et de différents
cristaux rencontrés dans des fèces pathologiques.

cristaux de *phosphate ammoniaco-magnésien* en
forme de couvercle de bière, qui ont la *signification
de putréfaction intestinale* intense; — ou encore
tels que des *amas plus ou moins grossiers de phosphate de chaux* sans signification pathologique

bien nette; — ou bien ce sont des *cristaux de cho-lestérine* comme ceux que représente la figure 11, et qui indiquent des *perturbations digestives accen-tuées dans les parties supérieures de l'intestin grêle, avec augmentation du péristaltisme intesti-nal*; — enfin ce peut être aussi des *cristaux d'hématoïdine* qui caractérisent les cas où il y a eu des *hémorragies intestinales* plusieurs jours auparavant. On peut, dans ces cas d'hémorragie, faire, par le procédé de Teichman, apparaître dans les selles les cristaux brunâtres, rhomboïdaux de chlorhydrate d'hématine, en plaçant sur le porte-objet la substance à examiner, en y ajoutant un cristal de sel, recouvrant la préparation avec une lamelle, puis remplissant l'espace compris entre celle-ci et le porte-objet avec de l'acide acétique glacial, et en chauffant sans faire entrer le liquide en ébullition.

IV. **L'examen chimique des fèces.** — Après ces diverses recherches, l'*examen chimique* des fèces peut encore être nécessaire.

RÉACTION. — On s'attachera tout d'abord à l'étude de la *réaction* qui, normalement neutre, peut être modi-fiée soit par alcalinisation, soit par acidification. Pour faire l'*analyse qualitative* de cette réaction, avant tout autre examen, on commence par l'essayer au papier de tournesol, en opérant toujours sur des fèces fraîches que, liquides ou solides, on dilue dans de l'eau distillée pour en bien mélanger toutes les parties, ayant au préalable éliminé les causes d'erreur pouvant tenir à la présence de sang ou de

pus. Puis on pratique l'*analyse quantitative quand*
cette réaction est acide. Pour ce faire, on prélève une
petite quantité de la dernière garde-robe, quantité
toujours la même en volume si liquide, en poids si
solide, que l'on dilue dans une quantité connue
d'eau distillée ; puis, en présence de la phénolphtaléine, à l'aide d'une liqueur de soude titrée on dose
par un facile calcul l'acidité pour 1 000 des matières
fécales ; dosage comparatif qui ne donne point les
poids réels des acides organiques entrant dans la
constitution de cette acidité totale, mais dosage
comparatif suffisant en clinique pour permettre
d'apprécier le fonctionnement du tube digestif. Nous
avons en effet établi par ailleurs avec expériences
et observations nombreuses à l'appui (1) qu'avec
un régime alimentaire logiquement établi dans un
repas d'épreuve, la réaction neutre des fèces peut
être modifiée par la *motricité intestinale,* par les
sécrétions glandulaires, par les *troubles de l'ab-*
sorption intestinale.

Rapport du poids des substances sèches au poids des
substances fraîches. — On étudie ensuite le *rapport*
du poids des substances sèches au poids des sub-
stances fraîches, qui permet, associé à l'épreuve de
la traversée digestive, d'*établir rigoureusement la*
valeur des termes constipation et diarrhée (2).

Pour *établir ce rapport,* on procède de la façon
suivante : Des matières fraîches recueillies après repas

(1) Voy. aussi *Essai de coprologie clinique,* p. 58 à 80.
(2) Voy. aussi *Essai de coprologie clinique,* p. 46 à 85.

d'épreuve, on prélève une petite quantité que l'on pèse dans une capsule dont on connaît la tare au préalable ; ce qui fait connaître le poids des substances fraîches. Il faut prendre une petite quantité parce qu'on est plus sûr d'obtenir ainsi une dessiccation parfaite de toutes les parties ; sinon, il se forme à la surface une sorte de croûte qui entrave l'action de la chaleur dans la profondeur ; cela est surtout vrai quand on fait dessécher des matières fécales riches en graisse ; on peut encore, dans ce cas, les triturer au préalable avec du sable lavé à l'HCl, puis à l'eau et séché, de façon à mettre à l'air toutes les parties constituantes des matières ; il est bon encore de les remuer de temps à autre pour bien faire pénétrer partout l'action de la chaleur. Cette *dessiccation* se fait lentement dans une étuve au bain-marie à 96° ou 97°. Quand on juge la dessiccation terminée, on pèse de nouveau la capsule, et par différence on obtient le poids des substances sèches ; pour être sûr que cette dessiccation est bien complète, on reporte la capsule à l'étuve, puis on la pèse à nouveau, et cela jusqu'à ce que, à la suite de deux pesées successives, les chiffres obtenus restent constants.

UTILISATION DES GRAISSES. — Parallèlement on poursuivra la *recherche de l'utilisation des graisses* dont la connaissance présente un grand intérêt, comme semblent le prouver les nombreuses recherches que nous avons poursuivies dans ce sens (1). Cette recherche doit être *quantitative* et surtout *qua-*

(1) Voy. *Essai de coprologie clinique*, p. 90 à 182.

litative. Pour la première, on prend une certaine quantité de fèces que l'on fait dessécher à l'étuve, et cette masse desséchée et pesée est triturée dans un

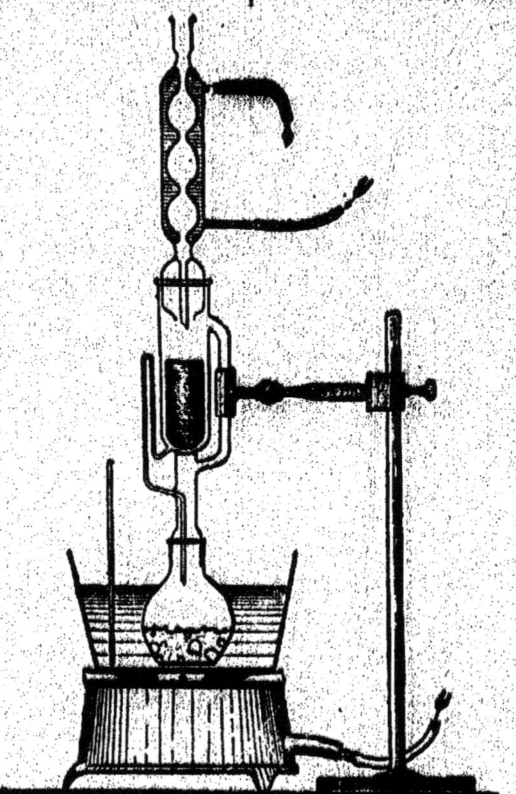

Fig. 12. — Appareil à extraction des graisses.

mortier avec des morceaux de verre et du sable bien lavé à l'HCl, à l'eau et séché ; et l'on fait une simple extraction par l'éther additionné d'HCl (qui décompose les savons). On a ainsi le poids total des graisses, y compris la cholestérine et la lécithine qu'il faudrait séparer, mais qui, en pratique, n'ont point d'importance. Pour ce qui est de *l'analyse qualitative*, on procède tout d'abord comme précédemment : la matière séchée et broyée est triturée : 1° par l'éther seul qui entraîne à la fois les graisses neutres, les acides gras et les savons d'alcalis, dont on obtient ainsi le poids avec l'appareil à extraction des graisses (fig. 12). Cet extrait desséché et pesé est redissous dans l'éther ; — 2° on traite par l'eau qui dissout les savons d'alcalis, que l'on entraîne par décantation; on les précipite sous forme de savons de baryte par le chlorure de baryum; les savons barytiques insolubles sont séparés par le filtre, lavés à l'eau, desséchés et pesés ; — 3° dans la partie éthérée on dose les acides gras par une solution alcoolique de potasse à 1 p. 10 en présence de la phénolphtaléine, 1 centimètre cube de cette solution saturant $0^{gr},0284$ d'acide stéarique ; on obtient le poids des acides gras en acide stéarique ; — 4° par différence, on obtient les graisses neutres.

Cette analyse quantitative, jointe à l'analyse qualitative des graisses, permet d'explorer le tube digestif et de connaître le fonctionnement de telle ou telle de ses parties.

Ainsi, en cas de *trouble d'absorption intestinale*, si la quantité de graisse utilisée est moindre que la normale, la quantité de graisse dédoublée est encore relativement considérable, près des deux tiers.

En cas d'absence de bile, l'utilisation est également diminuée, mais la quantité de graisse dédoublée n'est qu'à peine d'un tiers.

En cas d'absence de suc pancréatique, l'utilisation est faible, mais surtout la quantité de graisse dédoublée est très inférieure.

Si bien que *l'absence simultanée de bile et de suc pancréatique* entraîne une utilisation presque nulle, le dédoublement des graisses tombant au tiers.

Utilisation des hydrates de carbone. — *L'utilisation des hydrates de carbone* est loin d'avoir la même importance et la même signification clinique (1). Voici comment on en pratique la recherche soit à l'aide de la *méthode de saccharification*, soit à l'aide de la *méthode de fermentation*.

1° *Méthode de saccharification*. — On fait bouillir une quantité donnée de fèces dans une solution d'HCl à 2 p. 100, de façon à transformer les hydrates de carbone en glucose, et dans cette solution on dose le glucose par une liqueur de Fehling ferrocyanurée (dans 100 centimètres cubes de liqueur de Fehling 2 grammes de ferrocyanure de potassium) titrée de telle sorte que 10 centimètres cubes de liqueur soient réduits par 0gr,05 de glucose.

2° *Méthode de fermentation*. — On prend une quantité donnée de fèces que l'on triture dans l'eau et que l'on place ensuite dans un récipient supportant un appareil composé de deux tubes disposés en U (fig. 13); l'un de ces tubes, fermé à son extré-

(1) Voy. *Essai de coprologie clinique*, p. 183 à 195.

mité supérieure, est rempli d'eau et mis en communication d'une part avec le récipient qui contient les selles à examiner, d'autre part avec le second tube, lequel, vide, est percé d'un orifice à son extrémité supérieure. La disposition de cet appareil est telle que lorsque les fermentations vont se produire dans les fèces du récipient, si l'on porte l'appareil à l'étuve à 37° pendant vingt-quatre heures, des gaz vont se dégager à la partie supérieure du premier tube et refouler l'eau qui est chassée du tube fermé dans le tube ouvert. On peut lire ainsi facilement la quantité de gaz dégagée. *Le principe de la méthode* reposant sur ce fait que des fèces abandonnées à l'étuve pendant vingt-quatre heures présentent une fermentation précoce avec acidification de leur masse en rapport avec la proportion d'hydrates de carbone et surtout d'amidon qu'elles contiennent, on peut en quelque sorte, d'après la

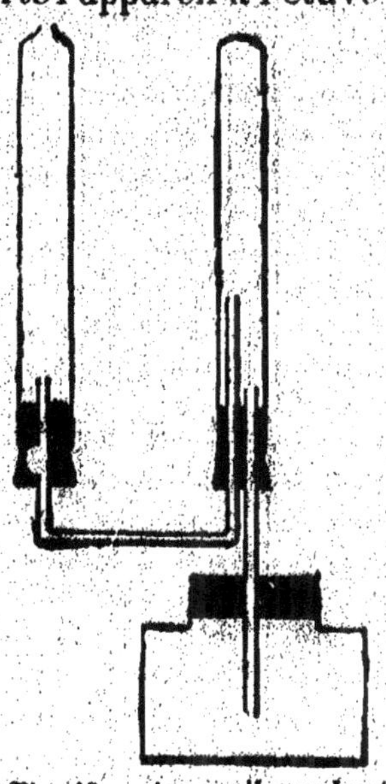

Fig. 13. — Appareil employé pour la mesure des hydrates de carbone par la méthode de fermentation.

constatation de cette fermentation, doser comparativement les hydrates de carbone des fèces.

La constatation simple de ces hydrates de carbone en quantité anormale dans les fèces doit faire songer à une *altération de la faculté absorbante de l'intestin*, quelle qu'en soit l'origine, cause fonctionnelle ou organique; mais cette constatation n'a de réelle valeur qu'associée à la recherche de l'analyse quantitative et qualitative des graisses, telle que nous l'avons exposée précédemment, et à la recherche des albuminoïdes comme nous allons l'exposer maintenant.

Utilisation des albuminoïdes. — Cette recherche a pour but (1) :

1° *L'analyse qualitative de l'albumine.* Pour cela, on délaie une petite quantité de fèces dans une grande quantité d'eau additionnée d'une trace d'acide acétique ; on évapore un peu l'extrait aqueux, et on filtre à plusieurs reprises. On peut alors rechercher l'albumine dans le liquide filtré, comme on la recherche dans les urines.

2° *L'analyse qualitative des peptones dans les fèces.* Dans ce cas, les fèces sont mélangées avec de l'eau jusqu'à ce qu'elles aient pris la consistance d'une bouillie claire ; puis elles sont soumises à la coction et filtrées à chaud. Le produit filtré est traité par l'acide acétique et porté de nouveau à l'ébullition. On neutralise cette liqueur et on la sature de sulfate d'ammoniaque à la température de l'ébullition. Il se produit un précipité si la liqueur contient des protéines; on sépare ce précipité et on recherche les peptones par la recherche classique du biuret.

---

(1) Voy. aussi *Essai de coprologie clinique*, p. 190 à 204.

3° *L'analyse quantitative des albumoses par la méthode de digestion secondaire de Schmidt.* Voici en quoi consiste cette méthode qui ne se pratique qu'avec le repas d'épreuve ci-dessus indiqué, lequel normalement ne doit pas laisser de résidus albuminoïdes dans les fèces. On prélève environ 10 grammes de fèces, et on les réduit au plus fin dans un mortier; puis on les mélange avec une certaine quantité d'eau et l'on centrifuge à plusieurs reprises. Le culot de centrifugation est traité par HCl dilué à 4 p. 100 et par l'éther qui enlèvent les sels et les graisses; on centrifuge à nouveau à plusieurs reprises et le dépôt, ainsi diminué par les dissolutions successives que l'on vient de lui faire subir et qui ne contient plus que des débris de cellulose et d'albuminoïdes non digérés, est soumis à la digestion artificielle de 8 centimètres cubes d'une solution de suc gastrique obtenu par la macération d'une muqueuse d'estomac de cochon hachée menu dans 5 litres de solution chlorhydrique à 2 p. 100 et conservée avec l'addition de 0^{gr},50 de thymol par litre. Par un procédé semblable à la digestion de l'albumine dans les tubes de Mette pour l'examen de la valeur pepsinifère de l'estomac, on peut apprécier dans le tube à essai, si ce dépôt est placé à l'étuve pendant la digestion secondaire, quelle a été l'étendue de cette digestion par la mesure de l'amoindrissement du dépôt; partant, quelle quantité d'albumines il contenait.

4° *Le dosage de l'azote total.* Enfin, on peut compléter cette recherche de l'utilisation des albuminoïdes par le *dosage de l'azote total par la méthode de Kjeldahl.* Et l'on peut voir par ces différentes recherches que *l'absence de bile importe peu dans la digestion des aliments azotés ; que l'absence de suc pancréatique en entraîne une utilisation très amoindrie, mais que surtout des troubles dans le fonctionnement de l'appareil de résorption intestinale entraînent avec eux une utilisation défectueuse des aliments azotés.*

Accessoirement, l'analyse chimique des fèces pourra porter sur la recherche de la *mucine,* facile à caractériser par les méthodes usuelles, coagulation par l'acide acétique, la *leucine,* la *tyrosine,* l'*indol,* le *phénol,* les *gaz,* les *enzymes,* les *pigments biliaires* reconnaissables à la réaction de Petten-kofer ; les *matières colorantes du sang* et enfin la composition des diverses *concrétions.*

V. L'examen bactériologique des fèces. — Nous terminerons cet examen des matières fécales par *l'analyse bactériologique* qui doit toujours compléter, quand on le peut, une analyse de fèces.

Ce n'est pas le lieu ici de décrire les procédés mis en œuvre pour la découverte des différentes variétés microbiennes qui entrent dans la composition des matières fécales, normales ou pathologiques ; nous renvoyons le lecteur aux traités spéciaux de bactériologie qui traitent de ces questions, car il n'y a rien de spécial à l'analyse des fèces.

Épreuve de la traversée digestive. — Mais, par contre, nous dirons encore un mot de l'exploration de la *motricité intestinale* par l'*étude de la traversée digestive*, donnée de la plus haute importance clinique et d'une grande facilité d'exécution dans la pratique, si on en élimine les procédés scientifiques de Sicard et Infroit par radiographie de pilules bismuthées dans leur course intestinale, et si on ne se base que sur l'apparition de la première et de la dernière selle rouge du repas d'épreuve, en mesurant la durée du temps qui s'est écoulée entre cette apparition et l'ingestion du repas en question (1). Sachant que normalement la durée de la traversée digestive varie dans les limites de vingt-six à quarante heures, une durée plus courte ou une durée plus longue sera l'indice d'un trouble dans le fonctionnement de l'intestin, si l'on a au préalable écarté les causes d'erreur pouvant tenir à la quantité ou à la qualité de l'aliment, en ne la calculant que sur un repas d'épreuve composé spécialement. *Cette exploration mesure exactement, comme le thermomètre mesure la fièvre, le degré de la motricité intestinale.*

(1) Voy. *Essai de coprologie clinique*, p. 30 à 40.

But de la séméiologie clinique. — Et maintenant que nous avons dans les chapitres précédents pour ainsi dire *disséqué le symptôme*, en étudiant les méthodes capables de le mieux faire apparaître, il nous faut chercher à *grouper* ces connaissances acquises pour l'étude du diagnostic, et, de la *séméiologie lexicographique*, passer à ce que nous avons appelé la *séméiologie clinique*; du *symptôme* nous élever au *syndrome*, ou, ce qui revient au même en pathologie gastro-intestinale, faire l'étude des *dyspepsies*.

Définition des dyspepsies. — Il peut paraître à quelques-uns bizarre d'adjoindre ici cette étude, parce qu'ils sont habitués à considérer les dyspepsies comme des entités morbides. Il est vrai que la dyspepsie a été, est et sera envisagée encore pendant longtemps vraisemblablement sous de multiples aspects, suivant le point de vue auquel on se place. Lasègue disait, dans sa préface du livre de Brinton, que la définition de la dyspepsie est impossible et que celui qui se contente de la définir en disant qu'elle est une *difficulté de la digestion* n'a fait que traduire le mot grec dans une autre langue; et assez plaisamment, mais justement il nous semble, il expliquait comment les malades eux-mêmes ont délimité leur maladie. « Pour eux, disait-il, avoir les digestions difficiles veut dire que le repas est l'occasion d'un malaise spécial se répétant sous l'influence de l'alimentation. Le phtisique qui mange assez et ne se nourrit pas, le diabétique qui mange trop et se nourrit mal, ne se plaignent pas de dyspepsie, tant qu'il n'est pas survenu de sensations incommodes ; le dyspeptique n'est dyspeptique qu'à la condition de souffrir et de se plaindre. » Ainsi, nous voici amené à considérer, et c'est l'enseignement de notre maître M. le professeur Dieulafoy, la dyspepsie *comme un syndrome commun à une foule de maladies aiguës ou chroniques* ; si bien que, suivant l'expression de Trousseau, dans les cas mêmes où ce syndrome devient assez prédominant pour sembler pouvoir constituer une espèce pathologique, il reste subordonné à des états morbides très différents les uns des autres.

Classification des dyspepsies. — Il nous faut donc faire table rase des nombreuses classifications proposées pour l'étude des dyspepsies, les unes reposant sur les phénomènes douloureux, les autres sur les troubles névropathiques ; celles-ci sur les troubles de la motricité ; celles-là sur les troubles de la sécrétion ; et ces autres sur les lésions de la muqueuse et du tissu conjonctif. Il est évident qu'aucune de ces classifications n'est bonne, puisque aucune d'elles n'a pu prévaloir ; il en est une cependant que l'on pourrait proposer, mais qui n'est malheureusement pas encore applicable; c'est celle qui remonte à la *notion de causalité*, suivant les doctrines de M. Lancereaux. Avec elle nous aurions une classification naturelle; nous aurions des *dyspepsies traumatiques* ou *ab ingestis*, des *dyspepsies de chacune des maladies aiguës*, des *dyspepsies de chacune des maladies chroniques*, et le médecin, sachant pourquoi et comment le patient est devenu malade, pourrait prévoir l'évolution de la maladie. Du même coup son pronostic et sa thérapeutique seraient scientifiquement établis. Mais, en l'absence des notions causales qui souvent nous échappent dans l'étude des dyspepsies, il faut en rester aux classifications pathologiques où les *symptômes* observés chez le malade sont seuls mis en cause et où *l'interprétation est remplacée par la constatation des faits.*

Nous considérerons donc les dyspepsies comme un état pathologique des fonctions digestives, en entravant ou en modifiant l'exercice sans qu'en fin de compte la fonction cesse de s'accomplir; et nous ajouterons, c'est une *perversion des fonctions digestives ressenties par le malade, perversion qui persiste et se reproduit sous l'influence des mêmes causes.* C'est sous ce jour que les étudient M. Soupault, M. Mathieu et notre maître M. Albert Robin; si bien qu'en fin de compte les *dyspepsies* nous apparaîtront avec eux comme des *signes fonctionnels* qu'il nous faut maintenant étudier à la suite des autres signes subjectifs, troubles fonctionnels également, et en regard des symptômes objectifs ou signes physiques qui les corroborent et les expliquent.

DYSPEPSIES GASTRIQUES.

Leur division. — Si l'on envisage les dyspepsies stomacales avec l'esprit que nous venons d'indiquer, on pourra les classer en trois grandes catégories suivant qu'il y aura trouble fonctionnel par *excès*, par *diminution* ou encore par *perversion* des actes habituels à cet organe.

Dyspepsie hypersthénique. — Dans le premier cas, l'estomac tout entier, avec ses muscles, sa muqueuse, ses glandes, ses vaisseaux et ses nerfs, va travailler outre mesure ; sa sensibilité va être exagérée, sa sécrétion augmentée, sa musculature animée de contractions plus intenses ; c'est l'*hypersthénie gastrique* de Albert Robin et de Soupault.

Dyspepsie hyposthénique. — Dans le deuxième cas, c'est tout l'inverse. L'estomac, dans ses différentes parties constituantes, va être réduit dans sa vitalité : sensibilité diminuée, sécrétion amoindrie, musculature affaiblie ; c'est l'*asthénie* de Soupault, c'est l'*hyposthénie* de Albert Robin.

Dyspepsie de fermentation. — Enfin, dans le troisième cas, par un mécanisme différent, la *stase gastrique* existe ; dans le cas d'*hyposthénie,* il y a défaut d'évacuation par contracture spasmodique du pylore qui oblitère cet orifice ; dans le cas d'*hypersthénie,* le muscle creux gastrique se laisse distendre, et n'a plus la force de chasser le chyme par l'orifice pylorique perméable ; les liquides stagnent dans l'estomac, et les fermentations gastriques apparaissent; c'est la dyspepsie par perversion de fonction.

Chacune de ces dyspepsies présente une physionomie clinique bien particulière à laquelle correspond un chimisme gastrique très spécial. On peut les schématiser de la façon suivante.

Diagnostic différentiel des dyspepsies hypersthénique et hyposthénique d'après M. Albert Robin (1).

DYSPEPSIE HYPERSTHÉNIQUE.	DYSPEPSIE HYPOSTHÉNIQUE.
Amaigrissement et parfois aspect cachectique, quoique le malade mange très suffisamment.	Le sujet conserve une certaine apparence avec une alimentation notoirement insuffisante.
Appétit conservé ou même augmenté.	Appétit minime, ou même amoindri.
Soif ordinairement assez vive.	Pas de soif.
Langue bonne, quelquefois rouge.	Langue terne, blanche ou saburrale.
Le malade souffre avant le repas, mais l'ingestion des aliments amène un soulagement momentané.	L'alimentation est une cause immédiate de malaise. — Pesanteur, gonflements, renvois, bouffées de chaleur, somnolence, etc.
La crise gastrique se produit deux ou trois heures après le déjeuner et provoque un réveil nocturne à heure fixe.	La douleur disparaît trois ou quatre heures après les repas, à moins de fermentations secondaires.
Les vomissements, quand il s'en produit, ont lieu de trois à cinq heures après les repas.	Les vomissements, s'il s'en produit, ont lieu dans l'heure qui suit le repas.
Constipation habituelle avec coprostase cæcale et iliaque.	Constipation moins constante, sans coprostase cæcale.
Estomac distendu. Clapotage gastrique.	Distension gazeuse. Clapotage rare.
Foie augmenté de volume et douloureux à la percussion.	Foie normal, non douloureux à la percussion.

(1) Robin (Albert), *Traité des maladies de l'estomac.*

DYSPEPSIE DE FERMENTATION.

Langue saburrale. — Odeur fétide de l'haleine.

Crises de flatulence (borborygmes, éructations, mérycisme, vomissements, gonflement, météorisme).

Sensation de douleur après le repas, somnolence, apathie. — Congestion de la face, palpitations de cœur, étouffements.

Estomac distendu, gonflement, météorisme.

Constipation ou alternatives de constipation et de diarrhée.

Chimisme

DE L'HYPERSTHÉNIE.

A = augmenté.

H = augmenté.
C = augmenté.
F = variable.

Mucine normale.
Digestion des albuminoïdes imparfaite.
Digestion des féculents imparfaite.

DE L'HYPOSTHÉNIE.

A = variable (souvent augmenté ou très diminué), dépend de F.
H = diminué.
C = diminué.
F = variable, souvent augmenté.
Mucine augmentée.
Digestion des albuminoïdes moindre.
Digestion des féculents bonne.

DES FERMENTATIONS GASTRIQUES.

A = augmenté.
H = variable avec la dyspepsie première.
C = variable.
F = en très grande quantité.
Mucine rare.
Digestion des albuminoïdes normale.
—   des féculents très amoindrie.

Leur thérapeutique fonctionnelle. — Cette classification, basée sur la physiologie pathologique des troubles gastriques, n'a pas seulement l'avantage de répondre aux faits cliniques, elle permet d'opposer aux *troubles fonctionnels* une *thérapeutique également fonctionnelle*, ainsi que l'enseigne notre maître M. Albert Robin.

Aux *hypersthéniques* conviendront les médications et les médicaments modérateurs ; c'est à eux qu'il faut donner le régime lacté, les poudres de saturation, la morphine, la picrotoxine, la belladone ; au besoin, c'est à eux que l'on fera faire la cure de repos stomacal absolu.

Aux *hyposthéniques* il sera nécessaire d'exciter la fonction amoindrie ; c'est à eux qu'il faudra supprimer le lait pour donner de préférence de la viande qui réveillera l'activité gastrique ; c'est à eux que l'on administrera les amers : quassia, absinthe, gentiane, etc., le sulfate de strychnine, les gouttes de Baumé ; c'est à eux que l'on fera de l'électrisation, du massage, de l'hydrothérapie froide.

A ceux dont l'estomac est le siège de fermentations, il faudra remédier d'abord à la cause première de la stagnation, tout en s'opposant aux fermentations elles-mêmes par des antiseptiques directs ou indirects comme le fluorure d'ammonium ou l'iodure double de bismuth et de cinchonidine.

MALADIES ORGANIQUES DE L'ESTOMAC.

Enfin, pour terminer cette étude de séméiologie clinique des affections stomacales, nous pourrions encore, pour montrer l'importance des méthodes de laboratoire venant en aide à la clinique, ajouter ici la *formule chimique de l'ulcère, du cancer d'estomac et de la gastrite atrophique chronique*, ces deux dernières affections si semblables d'aspect que l'évolution seule sépare, mais qu'un simple examen du liquide gastrique permet de distinguer facilement.

Chimisme d'ulcère.	H = très grande quantité.
Chimisme de cancer.	A = très diminué, mais persistance de pepsine et de lab.
Chimisme de gastrite atrophique.	H = excessivement diminué. Traces de pepsine et de lab.

DYSPEPSIES INTESTINALES.

Si nous appliquons maintenant *à l'intestin* les remarques qui ont précédé cette étude des dyspepsies stomacales, nous allons voir que la séméiologie clinique, si elle n'a pas encore à l'heure actuelle le champ aussi vaste, faute d'études suffisantes, n'en a pas moins à charge de grouper les manifestations symptomatiques des désordres organiques ou fonctionnels prenant naissance dans ce segment particulier de l'intestin qui, recueillant le suc des glandes biliaire et pancréatique, occupe une place prépondérante dans les fonctions digestives; nous avons nommé le duodénum. Ainsi donc, en regard des dyspepsies stomacales, nous allons ajouter à ce chapitre l'étude des *dyspepsies gastro-intestinales* de Germain Sée, des *dyspepsies hépato-pancréatiques* de Mathieu ou mieux, croyons-nous, des *dyspepsies duodénales*. Et nous dirons que les dyspepsies duodénales se caractérisent par des symptômes fonctionnels, physiques et généraux qu'explique seul l'examen des fèces, symptômes que l'on peut grouper de la façon suivante :

A. **Symptômes fonctionnels.** — 1° *Modifications de l'appétit.* — Si l'appétit peut, au cours des dyspepsies duodénales, pendant longtemps être conservé, et ne se traduire par aucun état particulier de la langue, contrairement à ce qui se passe dans les dyspepsies stomacales, il n'en présente pas moins souvent des caractères assez spéciaux pour qu'on puisse, sur lui, établir un diagnostic. Ainsi, dans certains cas où la dyspepsie pancréatique domine, il peut être augmenté considérablement, allant jusqu'à la polydypsie et la polyphagie ; dans d'autres cas, où la dyspepsie est à prédominance biliaire, l'anorexie est considérable, et particulièrement pour certaines substances, telles que les viandes ou les graisses, ce qui n'a pas lieu de nous surprendre, si l'on se rappelle les belles expériences de Pawlow sur la sécrétion psychique des sucs digestifs et leur sécrétion élective, adaptée aux différentes variétés d'aliments.

2° *Douleurs.* — Elles n'ont point le siège épigastrique des douleurs de la dyspepsie stomacale ; mais elles sont plutôt péri-ombilicales et sus-ombilicales ; elles sont parfois plus marquées dans l'hypocondre droit, siège de la glande biliaire, pouvant simuler la colique hépatique fruste ; ou se manifestent de préférence à gauche de la ligne blanche, siège de la glande pancréatique. — Pouvant irradier vers l'épaule dans le premier cas, ou jusque dans les lombes dans le deuxième, elles se révèlent tantôt sous la forme d'une barre, d'une pesanteur abdominale, survenant deux à trois heures après le repas, tantôt sous la forme de coliques violentes à caractères paroxystiques, accompagnées de météorisme abdominal, et se terminant par une véritable débâcle de gaz intestinaux.

3° **Prurit**. — Le prurit est assez fréquent, prurit surtout nocturne, intolérable, se caractérisant pour le médecin soit par de simples lésions de grattage, soit par des éruptions papuleuses ou ortiées, surtout dans les cas où la fonction biliaire est en jeu.

4° **Nausées**. — Elles sont fréquentes.

5° **Vomissements**. — Ils sont rares ; ce sont plutôt des sortes de régurgitation, se produisant plusieurs heures après le repas, à la suite de malaises, de coliques, d'anxiété, et caractérisées par un liquide visqueux, filant et tenace, ne tenant pas de substances alimentaires dans sa composition, si ce n'est parfois des matières grasses facilement reconnaissables.

6° **Diarrhée et constipation**. — Elles alternent, la constipation étant la dominante. Par défaut de nutrition biliaire, les selles se montrent plus ou moins pâles et décolorées, gris jaunâtre ou franchement blanches, si l'acholie est complète ; — la diarrhée est plutôt le fait du défaut de sécrétion pancréatique, diarrhée graisseuse, facilement reconnaissable, distincte de ces selles diarrhéiques jaune verdâtre, fortement projetées par les con tractions intestinales exagérées du fait d'une hyper-sécrétion biliaire; ou encore de ces fausses diarrhées d'irritation rectale qui accompagnent la constipation, car dans les dyspepsies duodénales on peut voir alterner ces diverses modalités.

B. **Symptômes physiques**. — 1° *Tympanisme abdominal*. — Il se manifeste deux ou trois heures après le repas, et est caractérisé par la distension des anses intestinales que l'on peut facilement reconnaître par la vue, le palper ou la percussion, entraînant des troubles respiratoires, cardiaques, etc., par refoulement des organes thoraciques, et se terminant par une production excessive de gaz intestinaux, véritable débâcle gazeuse.

2° *Présence de tumeurs stercorales*. — Elle est souvent révélée par la palpation du gros intestin.

3° *Palpation profonde de la région péri-ombilicale*. — Elle révèle parfois, avec une douleur, le siège d'un pancréas augmenté de volume.

4° *Palpation et percussion de l'hypocondre droit*. — Elles montrent un foie petit, rétracté derrière les fausses côtes, ou gros et douloureux et débordant celles-ci de deux ou trois travers de doigt.

5° *Hémorroïdes*. — Les hémorroïdes ou une *circulation collatérale de la paroi abdominale* sont assez fréquentes, et indiquent un trouble dans la circulation porte.

C. **Symptômes généraux**. — Un *teint terreux*, pâle, pouvant faire craindre la chlorose chez une jeune femme, mais différencié de celle-ci par la déchéance physique rapide qui accompagne les troubles de dyspepsie duodénale ; une *sensation de malaise*, de *fatigue générale*, de *torpeur*, de *somnolence* ; une diminution des forces, une atrophie musculaire, la flétrissure des téguments, *traduisant l'inanition due au défaut d'absorption des aliments mal élaborés* ; parfois un *amaigrissement* considérable, contrastant avec l'énorme quantité d'aliments ingérés, quand la glande pancréatique est fortement altérée. Si l'on joint à ce cortège symptomatique le *syndrome uréologique* tel que la glycosurie, la diminution de l'urée, ou encore le rapport existant entre le soufre total et le soufre incomplètement oxydé, et surtout le *syndrome coprologique*, le diagnostic des dyspepsies duodénales, qui ne reposait tout à l'heure que sur des données cliniques, s'éclaire par les nouvelles données du laboratoire.

D. **Syndrome coprologique.** — I. *Les fèces chez les individus atteints d'affections du foie.* — Elles se présentent de la façon suivante :

a. *Quand il y a absence ou seulement diminution de bile dans l'intestin :*

1° La durée de la traversée digestive est allongée, et cela dans des proportions variables avec cette diminution.

2° Le rapport du poids des fèces sèches au poids des fèces fraîches est modifié ; il y a diminution de la quantité d'eau avec augmentation du poids des substances sèches.

3° La réaction des fèces est acide.

4° La quantité de graisse d'un repas d'épreuve est beaucoup moins bien utilisée ; plus d'un tiers est en effet excrétée ; et cela sous une forme différente de la normale, puisqu'il y a plus de moitié de G. N. par rapport aux graisses dédoublées A. G. et S.

5° Les hydrates de carbone par contre, eux, ne subissent aucune modification dans leur utilisation normale.

6° Les albuminoïdes excrétées sont augmentées dans les proportions de 13 à 17 p. 100 exprimés en azote total ; avec un repas d'épreuve logiquement composé, on ne trouve ni albumine, ni albumoses, et la méthode de digestion secondaire de Schmidt reste négative.

7° Enfin, il y a une décoloration des matières plus ou moins prononcée, due à la diminution des pigments biliaires décelables par une réaction de Gmelin nulle ou peu marquée.

b. *Au contraire, l'hypersécrétion biliaire entraîne :*

1° Un raccourcissement dans la durée de la traversée digestive.

2° Une augmentation de la quantité d'eau avec diminution du poids des substances sèches.

3° La réaction des fèces est acide.

4° On retrouve dans les fèces une augmentation des déchets alimentaires non transformés, sorte de lientérie ; et les pigments biliaires en grande abondance, facilement décelables par la réaction de Gmelin, donnent aux fèces une coloration très foncée, bien caractéristique de l'hypercholie (exemple : maladie de Hanot).

II. *Les fèces chez les individus atteints d'affections pancréatiques.* — *L'absence de l'apport de suc pancréatique dans l'intestin* se manifeste de la façon suivante :

1° Durée de la traversée digestive raccourcie.

2° Diminution de la quantité d'eau des fèces et augmentation du poids des substances sèches.

3° Réaction neutre ou alcaline par putréfaction des albuminoïdes non digérées.

4° Avec un repas d'épreuve, la quantité de graisse des fèces est considérablement augmentée ; plus des deux tiers des graisses alimentaires ne sont point utilisés ; et parmi ces graisses excrétées on retrouve près des trois quarts des G. N. non dédoublées.

5° Les hydrates de carbone, par contre, sont relativement bien utilisés ; à peine l'épreuve de fermentation donne-t-elle un petit dégagement de gaz.

6° Mais l'azote total est augmenté dans les proportions de 26 à 33 p. 100, tandis qu'on ne trouve ni albumine, ni albumoses, et que l'épreuve de la digestion secondaire de Schmidt reste négative.

III. *Les fèces chez les individus atteints d'affections de l'intestin grêle.*

1° La traversée digestive est raccourcie.

2° Il y a augmentation de la quantité d'eau et diminution du poids des substances sèches.

3° La réaction est acide.

4° Les troubles de résorption s'accusent par la présence des déchets alimentaires. Un tiers des graisses est excrété; mais le dédoublement de ces G. N. est presque conforme à la normale.

5° Les hydrates de carbone sont rendus dans la proportion de 15 p. 100, ainsi que l'indique la méthode de saccharification; la méthode de fermentation se montre également dans ce cas très positive.

6° Enfin, l'azote total des fèces est de 60 p. 100, au lieu de 4 à 5 p. 100, chiffre normal; et l'on peut déceler avec les méthodes appropriées, dans une solution aqueuse de matières fécales, la présence des albumines et des albumoses; l'épreuve de la digestion secondaire de Schmidt est aussi positive.

CONCLUSIONS

C'est avec ces méthodes pour guide qu'on pourra, dans la pratique, reconnaître les affections gastro-intestinales et les soulager. Mais, comme le dit Lasègue, en bornant son examen aux symptômes digestifs, sans y faire concourir les altérations générales de la santé, le médecin n'aura fait que de la *médecine épisodique*.

Le propre des dyspepsies est justement de préparer des affections multiples, soit qu'elles en dénoncent la venue, soit que ces perversions de la digestion aient un rôle pathogénique plus élevé, en modifiant la nutrition générale ; les travaux de M. Albert Robin sur les troubles concomitants des maladies de l'estomac démontrés par l'*examen des urines* et le *chimisme respiratoire* en sont la preuve. Ce serait sortir de notre rôle que de vouloir même les ébaucher. Cependant, avant de clore ce livre, *n'est-il pas curieux de faire remarquer qu'à la fin comme au commencement revient à l'esprit cette immensité du domaine de la séméiologie gastro-intestinale, d'où la nécessité de posséder une bonne technique d'exploration du tube digestif.* C'est à venir en aide sur ce point aux praticiens que s'est appliqué cet ouvrage où, à côté des anciens procédés, nous avons cru pouvoir apporter notre contingent sous la forme de recherches de *coprologie clinique* dont nous avons fait l'objet d'un travail plus étendu (1).

(1) GAULTIER, *Essai de coprologie clinique*. Paris, 1905.

TABLE DES MATIÈRES

4717-05. — Corbeil. Imprim. Éd. Crété.

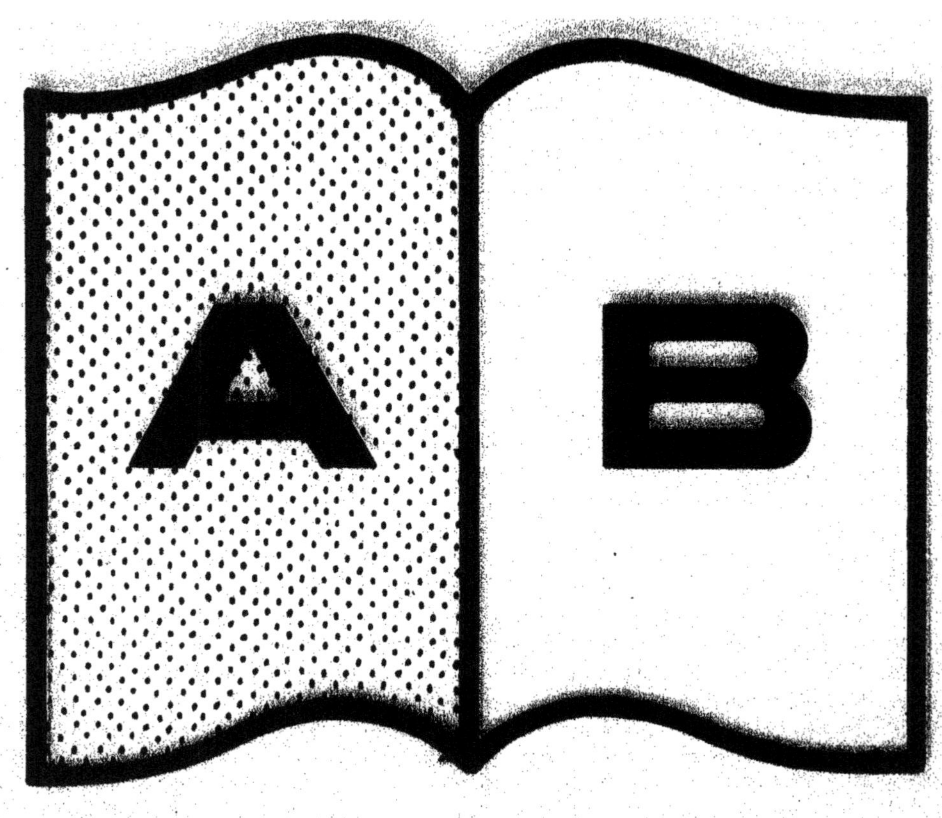

Contraste insuffisant

NF Z 43-120-14

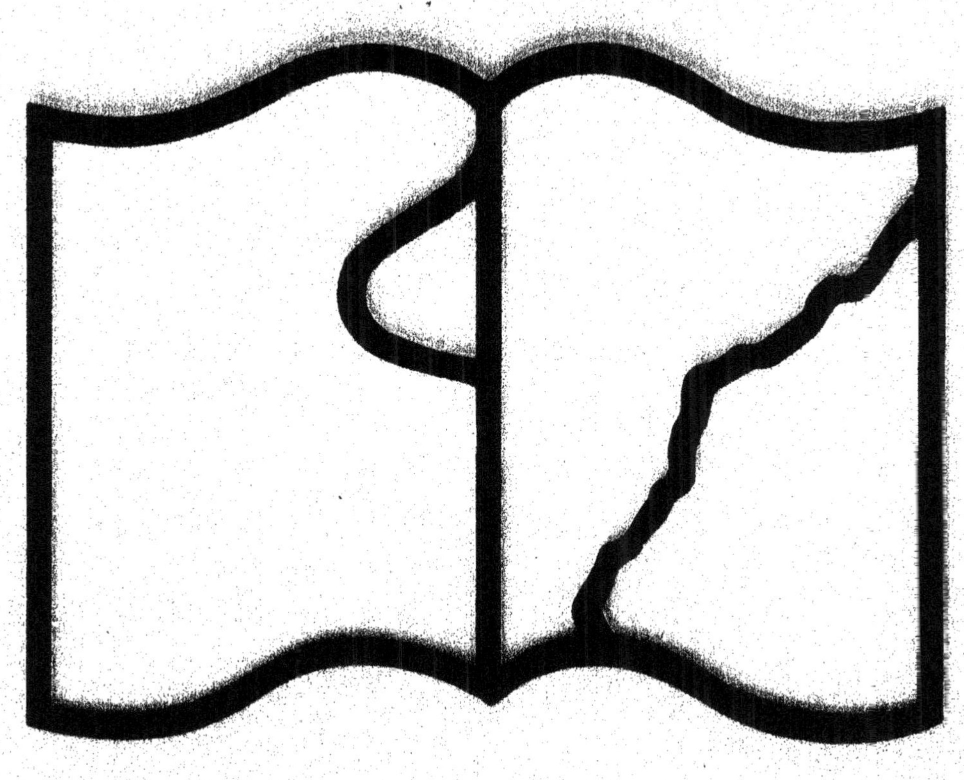

Texte détérioré — reliure défectueuse

NF Z 43-120-11

www.ingramcontent.com/pod-product-compliance
Ingram Content Group UK Ltd.
Pitfield, Milton Keynes, MK11 3LW, UK
UKHW022254120726
13694UKWH00003B/1067